DIABETES

Alimentos, Hierbas y Suplementos

Isabel M. Rivero

AVISO LEGAL Y CREDITOS

DIABETES. Alimentos, Hierbas y Suplementos.
Copyright ©2024 Isabel M. Rivero
Todos los derechos reservados

Queda estrictamente prohibida la reproducción total o parcial de esta obra, así como su incorporación a sistemas informáticos o su transmisión por cualquier medio (electrónico, mecánico, fotocopia, grabación u otros), sin previa autorización por escrito de la titular del copyright. La vulneración de estos derechos constituye una violación a la propiedad intelectual.

Gracias por respetar este trabajo. Solo si todos colaboramos y evitamos la piratería, será posible continuar publicando nuevos ebooks en el futuro.

Diseño de portada: Desirée Mendoza M.
Fotografías de: Maja7777 y KenStock vía Pixabay

Este libro proporciona información general y no sustituye el asesoramiento médico profesional. Ni el editor ni la autora serán responsables de daños de cualquier tipo derivados del uso de este contenido. El lector asume la responsabilidad total por sus decisiones, acciones y resultados.

Este libro debe utilizarse únicamente como referencia y nunca como un manual médico. Su propósito es ayudarle a tomar decisiones informadas sobre su salud. No pretende sustituir ningún tratamiento que su médico le haya indicado.

He escrito este libro para mi prima Rita M.M.

"Te lo dedico con mucho cariño, y deseo de corazón que la información y los consejos aquí incluidos te ayuden a ir mejorando cada día"

Prólogo: Una Guía para el Bienestar

Queridas lectoras y lectores,

¡Bienvenidos a este viaje hacia una mejor salud! Desde que comencé a compartir mis conocimientos y experiencia, mi mayor motivación ha sido poder contribuir de manera positiva a sus vidas. Por eso, a través de estas páginas, quiero ofrecerles información valiosa y recursos prácticos que realmente puedan ayudarles a sentirse mejor.

En este libro, cada consejo y remedio ha sido cuidadosamente seleccionado por su efectividad comprobada y facilidad de aplicación en el día a día. Encontrarán no solo plantas medicinales, suplementos y alimentos accesibles, sino también información médica detallada sobre este problema de salud, consejos adicionales y respuestas a las preguntas más frecuentes, para que tengan una guía práctica, completa y confiable.

Mi meta es que esta obra sea su compañera valiosa y práctica, un recurso donde hallarán herramientas concretas para acompañarles en su camino hacia una vida más saludable y plena. Saber que este trabajo tiene un impacto positivo me llena de alegría y me motiva a seguir adelante. Aunque escribir requiere esfuerzo, tiempo y constancia, comprobar que mis libros marcan una diferencia real en sus vidas es mi mayor recompensa.

Y porque sus experiencias son mi mayor fuente de inspiración, me encantaría que me escribieran contándome sobre sus avances. Pueden contactarme a través de mi correo electrónico: **isabelmriveror@gmail.com**, donde estaré encantada de leer sus historias y comentarios.

Espero de corazón que esta guía práctica se convierta en su pilar indispensable en el camino hacia una mejor salud y bienestar. Gracias por permitirme ser parte de vuestra vida.

Con cariño,

Isabel

INTRODUCCION

En el camino hacia una salud plena, es vital entender que ningún remedio "milagroso" –ya sea un medicamento, planta, suplemento o alimento– puede solucionar una enfermedad de manera aislada. Asimismo, centrarse exclusivamente en ocultar o aliviar los síntomas, sin abordar la "causa" subyacente, suele conducir a recaídas frecuentes. En cambio, tratar la raíz del problema no solo alivia los síntomas de forma gradual, sino que también promueve una recuperación verdadera, sostenible y duradera.

Quizá algunas veces has sentido frustración porque ciertos medicamentos no funcionan como esperabas. Esto ocurre porque la salud, para ser realmente restaurada, requiere un enfoque "integral", orientado desde su origen hacia la causa real del problema. Este enfoque abarca mucho más que tratamientos efectivos: incluye también adoptar mejoras en nuestra alimentación (como base de la nutrición celular), priorizar un sueño reparador, manejar el estrés adecuadamente y mantener un estilo de vida saludable. Estos pilares no solo favorecen la recuperación, sino que también fortalecen tu confianza en el proceso y optimizan la increíble capacidad natural de tu cuerpo para sanar.

Este libro es una puerta de entrada hacia esa filosofía integral de salud y recuperación. En el primer capítulo, descubrirás información clave para identificar las causas principales relacionadas con esta patología. Profundizaremos en los síntomas característicos, los distintos tipos de la afección, señales de alarma que no deben ignorarse, complicaciones comunes, y los consejos y pruebas médicas que son fundamentales para alcanzar un diagnóstico preciso. A partir de ahí, los capítulos siguientes estarán dedicados a temas como la alimentación, menús recomendados para el día a día y enfoques naturales, incluyendo suplementos y remedios a base de hierbas, para crear un progreso constante hacia tu bienestar.

Aunque tienes la libertad de elegir y adaptar las recomendaciones que sean más útiles para ti, no te pierdas el capítulo titulado "**Plan práctico recomendado**". Este apartado se convertirá en una guía fundamental, que reúne de manera sencilla y accesible todos los elementos esenciales de un enfoque integral. Desde ahí, podrás navegar entre los diferentes capítulos y emplear aquellas estrategias que mejor se ajusten a tus necesidades y preferencias personales.

Es importante subrayar que todas las recomendaciones de este libro están respaldadas por evidencia científica. No se trata de opiniones ni soluciones improvisadas, sino de información verificada que asegura resultados fiables. Al final de la obra, encontrarás referencias detalladas y estudios científicos que fundamentan cada sugerencia. Esto no solo te ayudará a sentirte más seguro/a al ponerlas en práctica, sino que también reforzará tu confianza de estar tomando decisiones informadas para cuidar de tu salud.

LA DIABETES

La diabetes ha acompañado a la humanidad desde tiempos remotos. Ya en textos egipcios antiguos y tratados médicos de la India se describen enfermedades que hoy asociaríamos con la diabetes, lo que evidencia cuán profundamente está arraigada esta condición en la historia de nuestra especie. Fue en el siglo XIX cuando los avances científicos en el estudio del metabolismo y el sistema endocrino pavimentaron el camino hacia el descubrimiento de la insulina a principios del siglo XX. Este descubrimiento supuso una auténtica revolución en la medicina, transformando la diabetes de una sentencia casi inevitable a una enfermedad controlable mediante un tratamiento adecuado.

La diabetes es una enfermedad que altera la manera en que el cuerpo procesa la glucosa, un azúcar fundamental en nuestra sangre que actúa como la principal fuente de energía para nuestras células. Para comprender cómo afecta la diabetes al organismo, primero resulta útil conocer cómo debería funcionar este proceso en una persona sana, pues esto nos ayuda a entender qué ocurre cuando algo no va bien.

Cuando ingerimos alimentos, estos se descomponen en nutrientes básicos, incluidos los carbohidratos, que se convierten en glucosa y pasan al torrente sanguíneo. La glucosa es como un "combustible" esencial que las células necesitan para funcionar. Sin embargo, para que la glucosa acceda a las células, el cuerpo requiere insulina, una hormona clave producida por el páncreas, situado detrás del estómago. En condiciones normales, tras una comida, los niveles de glucosa en sangre aumentan, lo que desencadena la liberación de insulina por parte del páncreas. Esta hormona actúa como una llave que abre las puertas de las células para que la glucosa penetre en ellas y sea utilizada como energía. Una vez completado este proceso, los niveles de glucosa en sangre regresan a un rango normal.

En las personas con diabetes, este equilibrio preciso se ve

alterado. Los niveles de glucosa en sangre permanecen elevados porque el mecanismo de regulación no funciona correctamente. Según el tipo de diabetes, las causas y los enfoques de tratamiento varían. En el caso de la diabetes tipo 1, el sistema inmunológico, cuya función es proteger al organismo de infecciones, ataca erróneamente las células beta del páncreas, responsables de producir insulina. Como resultado, el cuerpo produce poca o ninguna insulina. Sin insulina, la glucosa no puede entrar en las células y se acumula en la sangre. Las personas con esta forma de diabetes necesitan administrarse insulina de manera diaria, ya sea mediante inyecciones o una bomba de insulina, para regular sus niveles de glucosa y garantizar su supervivencia.

Por otro lado, en la diabetes tipo 2 el problema es diferente. Este tipo de diabetes se debe a una combinación de factores: las células del cuerpo desarrollan resistencia a la insulina, es decir, no responden de manera adecuada a la hormona, y el páncreas no logra producir suficiente insulina para compensar esta resistencia. Como consecuencia, los niveles de glucosa en la sangre aumentan. Aunque este tipo de diabetes aparece con mayor frecuencia en adultos, también se está volviendo cada vez más común en personas jóvenes, debido a factores como dietas desequilibradas, sedentarismo y el incremento de la obesidad. Su tratamiento suele combinar cambios en el estilo de vida, medicamentos y, en algunos casos, insulina.

Cuando la glucosa no puede entrar en las células y se acumula en la sangre, surgen varios problemas. Al no obtener la energía necesaria a partir de la glucosa, las células del cuerpo pueden causar cansancio extremo y debilidad. En respuesta, el organismo muchas veces recurre a consumir grasas como fuente alternativa de energía. Este proceso genera la producción de cuerpos cetónicos, como la acetona, el acetoacetato y el beta-hidroxibutirato. Aunque en condiciones normales estas sustancias están presentes en niveles bajos, en personas con diabetes –especialmente cuando no reciben suficiente insulina– este proceso se descontrola, provocando una complicación grave conocida como cetoacidosis.

La cetoacidosis diabética es una complicación grave y

potencialmente mortal, que suele observarse en personas con diabetes tipo 1, aunque también puede aparecer en casos excepcionales de diabetes tipo 2. Se produce cuando los niveles de glucosa en sangre permanecen elevados durante un período prolongado debido a la falta de insulina. Esto genera una acumulación de cuerpos cetónicos, provocando un aumento de la acidez en la sangre. Conforme se acumulan estos ácidos, el pH sanguíneo disminuye, volviéndose más ácido y desencadenando complicaciones severas si no se trata de manera oportuna.

Este desequilibrio entre la insulina y la glucosa puede tener un impacto significativo tanto en la salud a corto plazo como en el bienestar a largo plazo. Sin embargo, es importante recordar que no estás sola ni solo en este camino. Con un manejo adecuado y un conocimiento profundo de la enfermedad, es posible prevenir complicaciones graves y mantener una buena calidad de vida. El primer paso para lograrlo es comprender cómo la diabetes afecta nuestro cuerpo, lo que nos permite tomar el control de nuestra salud y cuidarnos de manera más efectiva.

Este libro ha sido diseñado para ser una guía completa y un apoyo constante en cada etapa de este proceso. Aquí encontrarás información clave y accesible que te ayudará a entender tu condición, así como consejos prácticos para implementar hábitos saludables que hagan la diferencia. ¡No lo olvides! Contar con las herramientas adecuadas y el conocimiento preciso puede ser el cambio que necesitas para construir un futuro más saludable y pleno. ¡Tú tienes el poder de mejorar tu bienestar y calidad de vida!

Tipos de diabetes

Aunque a menudo se habla de la diabetes como una única enfermedad, la realidad es que existen diferentes tipos, cada uno con causas, mecanismos fisiopatológicos y tratamientos específicos. Comprender estas diferencias es fundamental para un diagnóstico acertado y un manejo efectivo de la enfermedad, lo que a su vez puede marcar una gran diferencia en la calidad de vida de quienes la padecen.

De acuerdo con la clasificación más ampliamente aceptada,

los principales tipos de diabetes son: diabetes tipo 1, diabetes tipo 2, diabetes gestacional y otros tipos específicos menos comunes. A continuación, exploraremos cada uno de ellos para entender su particularidad y relevancia.

Diabetes tipo 1

La diabetes tipo 1 es una enfermedad autoinmune crónica que representa aproximadamente el 5-10% de todos los casos de diabetes. Es una condición en la que el sistema inmunológico de la persona ataca y destruye erróneamente las células beta del páncreas, responsables de la producción de insulina. La insulina es una hormona vital que regula el metabolismo de la glucosa en sangre, permitiendo que ésta entre en las células y se use como fuente de energía.

Tratamiento médico
El tratamiento de la diabetes tipo 1 se centra en la administración de insulina, monitoreo constante de los niveles de glucosa y educación en el manejo de la enfermedad.

Insulinoterapia
‣ Insulina de acción rápida: Utilizada antes de las comidas para controlar el aumento de glucosa postprandial (el nivel de glucosa en la sangre que se mide después de haber comido).
‣ Insulina de acción prolongada: Proporciona un nivel basal de insulina para controlar la glucosa entre comidas y durante la noche.
‣ Bombas de insulina: Dispositivos que ofrecen una administración continua de insulina, mejorando el control glucémico.

Monitoreo de la glucosa
‣ Monitores continuos de glucosa (MCG): Proporcionan una visión detallada de las fluctuaciones de glucosa a lo largo del día.
‣ Mediciones de glucosa capilar: Permiten ajustes en el tratamiento diario.

Diabetes tipo 2

La diabetes tipo 2 es una enfermedad metabólica caracterizada por hiperglucemia crónica, que resulta de la resistencia a la insulina y una disfunción progresiva de las células beta del páncreas. Es la forma más común de diabetes, representando aproximadamente el 90-95% de todos los casos a nivel mundial. A diferencia de la diabetes tipo 1, no es una enfermedad autoinmune, y su desarrollo está fuertemente influenciado por factores genéticos y, sobre todo, de alimentación y estilo de vida.

La diabetes tipo 2 se desarrolla gradualmente y es el resultado de la incapacidad del cuerpo para usar la insulina de manera efectiva (resistencia a la insulina), combinada con una disminución relativa en la producción de insulina por el páncreas.

Tratamiento médico
El manejo de la diabetes tipo 2 se centra en mejorar la sensibilidad a la insulina y controlar los niveles de glucosa en sangre a través de cambios en la alimentación, en el estilo de vida, medicamentos, y en algunos casos, insulina.

Cambios en la alimentación y el estilo de vida
‣ Alimentación: Un plan alimenticio equilibrado, rico en fibras, proteínas magras, y bajo en carbohidratos refinados, azúcares simples y grasas saturadas, es fundamental.
‣ Ejercicio: La actividad física regular mejora la sensibilidad a la insulina y ayuda en el control del peso.
‣ Pérdida de peso: Incluso una reducción modesta del peso corporal puede mejorar significativamente el control glucémico.

Medicamentos
‣ Metformina: Suele ser el primer medicamento recetado, ya que mejora la sensibilidad a la insulina y reduce la producción hepática de glucosa.
‣ Inhibidores del SGLT2: Ayudan a reducir los niveles de glucosa al aumentar su excreción a través de la orina.
‣ Agonistas del GLP-1: Mejoran la secreción de insulina y reducen el apetito.
‣ Sulfonilureas: Estimulan la liberación de insulina del páncreas.
‣ Insulina: En casos donde otros tratamientos no son suficientes, la insulina puede ser necesaria para controlar la glucosa.

Diabetes gestacional

La diabetes gestacional es un tipo de diabetes que se diagnostica por primera vez durante el embarazo en mujeres que no tenían diabetes antes de quedar embarazadas. Esta condición afecta la forma en que las células del cuerpo utilizan la glucosa (azúcar), lo que lleva a altos niveles de glucosa en la sangre que pueden afectar tanto a la madre como al bebé.

Tratamiento
El objetivo del tratamiento es mantener los niveles de glucosa en sangre dentro de un rango saludable para proteger a la madre y al bebé. Las estrategias de manejo incluyen:

- Alimentación saludable: Seguir un plan de alimentación equilibrado, controlando la ingesta de carbohidratos y azúcares, es crucial.
- Ejercicio regular: La actividad física moderada puede ayudar a controlar los niveles de glucosa.
- Monitoreo de glucosa: Realizar pruebas de glucosa en sangre regularmente para asegurarse de que se mantenga dentro del rango objetivo.
- Medicamentos: En algunos casos, puede ser necesario el uso de insulina o fármacos orales si los cambios en la alimentación y el ejercicio no son suficientes.

Otros tipos específicos de diabetes

Además de la diabetes gestacional y los tipos más conocidos de diabetes, como la diabetes tipo 1 y tipo 2, existen otros tipos específicos de diabetes que son menos comunes pero igualmente importantes de entender. Aquí tienes algunos de ellos:

Diabetes monogénica

La diabetes monogénica es un tipo raro de diabetes que resulta de mutaciones en un solo gen. A diferencia de la diabetes tipo 1 y tipo 2, no es causada por factores ambientales o de estilo de vida, sino por una alteración genética que afecta la capacidad del cuerpo para producir o utilizar insulina adecuadamente. Los tipos más comunes son MODY (Maturity Onset Diabetes of the Young) y la diabetes neonatal.

Diabetes tipo 3c

También conocida como diabetes pancreatogénica, la diabetes tipo 3c es una forma de diabetes que resulta de la disfunción del páncreas exocrino. Esto puede ser debido a pancreatitis crónica, cirugía pancreática, cáncer de páncreas, o fibrosis quística, lo que lleva a una disminución en la producción de insulina y enzimas digestivas.

Diabetes autoinmune latente del adulto (LADA)

LADA es una forma autoinmune de diabetes que se desarrolla en adultos. Aunque comparte características con la diabetes tipo 1 (destrucción autoinmune de las células beta del páncreas), su progresión es más lenta, y a menudo se confunde inicialmente con la diabetes tipo 2.

Diabetes inducida por medicamentos o productos químicos

Esta forma de diabetes es provocada por el uso de ciertos medicamentos o exposición a productos químicos que afectan la regulación de la glucosa en el cuerpo. Los medicamentos que pueden causar este tipo de diabetes incluyen glucocorticoides, algunos agentes quimioterapéuticos, y ciertos inmunosupresores.

Síntomas de los distintos tipos de diabetes

A continuación, exploraremos los principales síntomas asociados con cada tipo de diabetes. Reconocerlos a tiempo es fundamental para buscar un diagnóstico temprano y un tratamiento adecuado, lo que permite prevenir complicaciones futuras y mejorar la calidad de vida. Veamos los signos más comunes según el tipo de diabetes:

Diabetes tipo 1

Los síntomas suelen aparecer de manera repentina y pueden incluir:

- Aumento de la sed: Sensación continua de sed que no se alivia fácilmente.
- Aumento de la necesidad de orinar: Urgencia para orinar

con frecuencia, especialmente durante la noche.
- Hambre extrema: Sensación constante de hambre, incluso después de comer.
- Pérdida de peso involuntaria: Pérdida de peso a pesar de un aumento en la ingesta de alimentos.
- Fatiga: Sensación de cansancio extremo y debilidad.
- Visión borrosa: Dificultad para enfocar la vista.

Diabetes tipo 2

Los síntomas pueden ser menos evidentes al principio y típicamente incluyen:

- Aumento de la sed y necesidad de orinar: Similares a los síntomas de la diabetes tipo 1.
- Hambre excesiva: Sensación de hambre persistente.
- Fatiga: Cansancio y falta de energía.
- Visión borrosa: Dificultades para ver con claridad.
- Infecciones frecuentes: Infecciones recurrentes, especialmente en la piel y las encías.
- Heridas de curación lenta: Los cortes y moretones tardan más en sanar.
- Oscurecimiento de la piel: Áreas de piel oscura, generalmente en axilas y cuello, conocido como acantosis nigricans.

Diabetes gestacional

La diabetes gestacional ocurre durante el embarazo y puede no presentar síntomas evidentes. Sin embargo, algunas mujeres pueden experimentar:

- Aumento de la sed y frecuencia urinaria: Similares a otros tipos de diabetes.
- Fatiga: Sensación de cansancio constante.
- Náuseas: Algunas mujeres pueden experimentar náuseas, aunque esto también puede estar relacionado con el embarazo en sí.

Otros tipos específicos de diabetes

Los síntomas de estos tipos específicos incluyen:

Diabetes monogénica

Los síntomas de la diabetes monogénica pueden variar dependiendo del tipo específico, pero generalmente incluyen:

- Sed excesiva (polidipsia).
- Micción frecuente (poliuria).
- Pérdida de peso inexplicada.
- Fatiga.
- En algunos tipos, como MODY, los síntomas pueden ser más leves y se diagnostican incidentalmente durante pruebas de sangre de rutina.

Diabetes tipo 3c

Los síntomas de la diabetes tipo 3c pueden incluir:

- Síntomas clásicos de diabetes como sed excesiva y micción frecuente.
- Pérdida de peso.
- Dolor abdominal o digestión difícil debido a insuficiencia pancreática exocrina.
- Desnutrición o deficiencia de vitaminas debido a la mala absorción de nutrientes.

Diabetes autoinmune latente del adulto (LADA)

Los síntomas de LADA pueden ser inicialmente similares a los de la diabetes tipo 2, pero progresan a:

- Aumento de la sed y micción.
- Fatiga.
- Pérdida de peso.
- La progresión de la enfermedad puede ser más lenta, y puede haber una respuesta inicial a tratamientos típicos de diabetes tipo 2 antes de que se necesite insulina.

Diabetes inducida por medicamentos o productos químicos

Los síntomas son similares a los de otros tipos e incluyen:
- Sed excesiva y micción frecuente.
- Fatiga.
- Visión borrosa.

- Pérdida de peso.
- Estos síntomas pueden aparecer después de iniciar un nuevo fármaco o exposición a ciertos productos químicos.

Es importante tener en cuenta que, aunque los síntomas pueden ser comunes entre los diferentes tipos de diabetes, el contexto en el que aparecen (como la presencia de otras enfermedades o el uso de ciertos medicamentos) es crucial para un diagnóstico adecuado.

Causas

La diabetes, aunque se manifiesta de formas similares en todos sus tipos con niveles elevados de glucosa en sangre, tiene orígenes diversos. Las causas varían dependiendo del tipo específico de diabetes, involucrando factores genéticos, autoinmunes, hormonales, ambientales y de estilo de vida. Comprender estas causas nos permite no solo entender mejor la enfermedad, sino también identificar posibles riesgos y estrategias para su adecuada prevención y manejo.

A continuación, analizaremos las principales causas que subyacen a cada tipo de diabetes para entender sus diferencias y cómo influyen en el desarrollo de esta condición.

Diabetes tipo 1

La diabetes, aunque se manifiesta de formas similares en todos sus tipos con niveles elevados de glucosa en sangre, tiene orígenes diversos. Las causas varían dependiendo del tipo específico de diabetes, involucrando factores genéticos, autoinmunes, hormonales, ambientales y de estilo de vida. Comprender estas causas nos permite no solo entender mejor la enfermedad, sino también identificar posibles riesgos y estrategias para su adecuada prevención y manejo.

A continuación, analizaremos las principales causas que subyacen a cada tipo de diabetes para entender sus diferencias y cómo influyen en el desarrollo de esta condición.

- Genética: Existen ciertos genotipos del complejo mayor de histocompatibilidad (CMH) que predisponen a la diabetes tipo

1. Estos genotipos afectan la manera en que el sistema inmune reconoce las células beta.
- Factores ambientales: Diversos factores, como infecciones virales (p. ej., enterovirus) y posiblemente la exposición a ciertos productos químicos, pueden desencadenar el inicio de la respuesta inmune.
- Proceso autoinmune: Las células T autorreactivas atacan las células beta, disminuyendo progresivamente la capacidad del páncreas para producir insulina.

La diabetes tipo 1 se desarrolla cuando el sistema inmunológico ataca por error las células beta del páncreas. La destrucción de estas células beta conduce a una deficiencia absoluta de insulina, lo que provoca un aumento de la glucosa en la sangre.

Diabetes tipo 2

La diabetes tipo 2 ocurre cuando el cuerpo se vuelve resistente a la insulina o cuando el páncreas no produce suficiente insulina para mantener los niveles de glucosa en sangre normales. Las causas exactas no se comprenden completamente, pero varios factores contribuyen al desarrollo de la enfermedad:

- Factores genéticos: La predisposición genética juega un papel en el desarrollo de la resistencia a la insulina. Las personas con antecedentes familiares de diabetes tienen un mayor riesgo.

- Factores ambientales y de estilo de vida:
  - Alimentación poco saludable: Alta en calorías, grasas saturadas, carbohidratos refinados y azúcares, aumenta la resistencia a la insulina.
  - Sobrepeso y obesidad: Especialmente la acumulación de grasa visceral, se asocia con la resistencia a la insulina.
  - Sedentarismo: La falta de actividad física contribuye a la disminución de la sensibilidad a la insulina.

Con el tiempo, las células beta del páncreas se esfuerzan por compensar la resistencia a la insulina produciendo más insulina. Sin embargo, esta producción compensatoria es insostenible a largo plazo, lo que lleva a la disfunción y eventual agotamiento de las células beta.

Diabetes gestacional

La diabetes gestacional ocurre cuando el cuerpo de una mujer embarazada no puede producir suficiente insulina para satisfacer las necesidades adicionales durante el embarazo. Esto puede deberse a:

- Edad materna (mayores de 25 años).
- Hormonas del embarazo: Durante el embarazo, la placenta produce hormonas que pueden llevar a la resistencia a la insulina.
- Exceso de peso: Tener sobrepeso u obesidad antes del embarazo aumenta el riesgo.
- Factores genéticos: Tener antecedentes familiares de diabetes puede incrementar el riesgo.
- Diabetes gestacional en un embarazo anterior.
- Origen étnico (mayor prevalencia en mujeres hispanas, afroamericanas, nativas americanas y asiáticas).

Otros tipos específicos de diabetes
Diabetes monogénica

La diabetes monogénica es causada por mutaciones en un solo gen que afectan la producción o función de la insulina. Estas mutaciones pueden ser heredadas de uno de los padres o pueden surgir espontáneamente. Algunos de los genes implicados son HNF1A, HNF4A, y GCK, entre otros.

La alteración genética específica determina el tipo y la gravedad de la diabetes monogénica.

Diabetes tipo 3c

La diabetes tipo 3c se desarrolla debido a un daño o enfermedad del páncreas exocrino, que puede ser causado por: pancreatitis crónica, cirugía del páncreas, cáncer de páncreas o fibrosis quística.

Este daño afecta la capacidad del páncreas para producir insulina y enzimas digestivas.

Diabetes autoinmune latente del adulto (LADA)

LADA es causada por un proceso autoinmune en el que el sistema inmunológico ataca y destruye las células beta del páncreas que producen insulina. A diferencia de la diabetes tipo 1, esta destrucción es más lenta. Se cree que factores genéticos y ambientales, como infecciones virales, pueden desempeñar un papel en el inicio de esta respuesta autoinmune.

Diabetes inducida por medicamentos o productos químicos

Este tipo de diabetes es causada por el uso de ciertos fármacos o exposición a productos químicos que alteran el metabolismo de la glucosa. Algunos de los medicamentos implicados incluyen: algunos antipsicóticos, glucocorticoides, agentes quimioterapéuticos o inmunosupresores.

La exposición a ciertos químicos o toxinas también puede contribuir a la alteración en la regulación de la glucosa.

Posibles complicaciones a largo plazo

Esta sección tiene como objetivo ofrecer orientación y aclarar posibles riesgos de forma clara, poniendo el foco en la prevención. Así, podrás adoptar medidas proactivas que protejan tu bienestar y eviten complicaciones.

Una diabetes mal controlada puede desencadenar una serie de complicaciones serias que, con el tiempo, afectan diferentes órganos y sistemas del cuerpo. Estas complicaciones suelen desarrollarse de forma progresiva y pueden comprometer significativamente la calidad de vida, resaltando la importancia de una gestión constante y adecuada de la enfermedad.

En esta sección, exploraremos las complicaciones más comunes asociadas a la diabetes, con el objetivo de concienciar sobre su prevención y manejo eficaz para minimizar su impacto a largo plazo.

Diabetes tipo 1

La diabetes tipo 1, al ser una enfermedad crónica que generalmente se desarrolla en la infancia o la adolescencia, requiere un manejo cuidadoso a lo largo de la vida para minimizar el riesgo de complicaciones. Las complicaciones a largo plazo son principalmente el resultado de niveles elevados de glucosa en sangre (hiperglucemia) durante períodos prolongados. A continuación se detallan algunas de las complicaciones más comunes:

‣ Enfermedades cardiovasculares:

Las personas con diabetes tipo 1 tienen un riesgo significativamente mayor de desarrollar enfermedades cardiovasculares, que incluyen enfermedad coronaria, ataque cardíaco, y accidente cerebrovascular. Esto se debe a que la hiperglucemia puede dañar las paredes de los vasos sanguíneos, haciendo que se vuelvan más susceptibles a la acumulación de placa y al endurecimiento (arteriosclerosis).

‣ Nefropatía diabética:

La diabetes tipo 1 puede causar daño a los pequeños vasos sanguíneos en los riñones, lo que afecta su capacidad para filtrar desechos de la sangre. Con el tiempo, esto puede llevar a la enfermedad renal crónica o insuficiencia renal. El control estrecho de la glucosa y la presión arterial son cruciales para reducir el riesgo de nefropatía.

‣ Neuropatía diabética:

Esta complicación implica daño a los nervios. La neuropatía periférica, que afecta principalmente las piernas y los pies, puede causar síntomas como dolor, hormigueo y pérdida de sensibilidad. La neuropatía autonómica, por otro lado, puede afectar los nervios que controlan funciones involuntarias, causando problemas digestivos, disfunción sexual y problemas de vejiga.

‣ Retinopatía diabética:

La retinopatía es un daño a los vasos sanguíneos del ojo que puede llevar a la pérdida de visión. En personas con diabetes tipo 1, el riesgo de retinopatía aumenta con la duración de la enfermedad y el control inadecuado de la glucosa. En casos severos, puede llevar a desprendimiento de retina y ceguera.

‣ Problemas en los pies:

Las personas con diabetes tipo 1 pueden desarrollar problemas en los pies debido a la combinación de neuropatía (que reduce la sensibilidad) y mala circulación. Esto puede aumentar el riesgo de úlceras e infecciones que, si no se tratan adecuada-mente, pueden llevar a la amputación.

▸ **Enfermedad periodontal:**
La diabetes tipo 1 también puede aumentar el riesgo de desarrollar problemas de encías y dientes, debido a la mayor susceptibilidad a las infecciones y la inflamación causada por la hiperglucemia crónica.

▸ **Complicaciones dermatológicas:**
Las personas con diabetes tipo 1 pueden experimentar alteraciones en la piel, como infecciones bacterianas y fúngicas, picazón y mala cicatrización de heridas.

El manejo efectivo de la diabetes tipo 1 implica no solo el control de los niveles de glucosa en sangre, sino también el monitoreo regular de la presión arterial, el colesterol y otros factores de salud. El control integral y la detección temprana de complicaciones pueden ayudar a prevenir o retrasar su progresión.

Diabetes tipo 2

La diabetes tipo 2 es la forma más común de diabetes y generalmente se desarrolla en la edad adulta, aunque también está aumentando en niños y adolescentes debido a factores de alimentación y estilo de vida. Al igual que en la diabetes tipo 1, las complicaciones a largo plazo surgen principalmente debido a niveles de glucosa en sangre mal controlados. A continuación se detallan las complicaciones más importantes:

▸ **Enfermedades cardiovasculares:**
Las personas con diabetes tipo 2 tienen un riesgo elevado de enfermedades del corazón, incluyendo enfermedad coronaria, infartos, y accidentes cerebrovasculares. La hiperglucemia contribuye al daño de los vasos sanguíneos y al desarrollo de arteriosclerosis, mientras que la resistencia a la insulina, la hipertensión y la dislipidemia comúnmente asociadas con la diabetes tipo 2, aumentan aún más este riesgo.

▸ Nefropatía diabética:
La diabetes tipo 2 puede llevar a daño renal progresivo. Los niveles altos de glucosa dañan los nefrones, las unidades de filtración del riñón, lo que puede resultar en enfermedad renal crónica. La detección temprana a través de pruebas de función renal y el control de la glucosa y la presión arterial son fundamentales para prevenir o retrasar esta complicación.

▸ Neuropatía diabética:
Esta complicación afecta aproximadamente al 50% de las personas con diabetes tipo 2. La neuropatía periférica puede causar dolor, entumecimiento o pérdida de sensibilidad, especialmente en las extremidades inferiores, lo que aumenta el riesgo de lesiones y úlceras. La neuropatía autonómica puede causar problemas digestivos, disfunción sexual y alteraciones en el control de la vejiga.

▸ Retinopatía diabética:
El riesgo de retinopatía aumenta con la duración de la diabetes y el control deficiente de la glucosa. Esta condición puede llevar a una disminución de la visión y, en casos severos, a la ceguera. Los exámenes oculares regulares son fundamentales para la detección temprana y el tratamiento.

▸ Problemas en los pies:
La combinación de mala circulación y neuropatía aumenta el riesgo de problemas graves en los pies. Las úlceras en los pies pueden infectarse fácilmente, y si no se tratan adecuadamente, pueden llevar a la necesidad de amputación.

▸ Enfermedad periodontal:
La diabetes tipo 2 está asociada con un mayor riesgo de enfermedad de las encías, que puede llevar a la pérdida de dientes si no se trata. La hiperglucemia contribuye a un ambiente más favorable para las bacterias orales y a la inflamación crónica de las encías.

▸ Complicaciones dermatológicas:
Las personas con diabetes tipo 2 pueden sufrir de diversas afecciones cutáneas, incluyendo infecciones bacterianas y fúngicas, picazón y mala cicatrización de heridas.

▸ **Complicaciones cognitivas:**
La diabetes tipo 2 también se ha asociado con un mayor riesgo de deterioro cognitivo y demencia. La hiperglucemia crónica, junto con otros factores de riesgo cardiovascular, puede contribuir al daño vascular cerebral.

El manejo de la diabetes tipo 2 se centra en el control de la glucosa en sangre, la adopción de un estilo de vida saludable, y el monitoreo de otros factores de riesgo como la presión arterial y el colesterol. Las visitas regulares al médico y las pruebas de detección son esenciales para la prevención y el manejo de estas complicaciones.

Diabetes gestacional

La diabetes gestacional es un tipo de diabetes que se desarrolla durante el embarazo y generalmente desaparece después del parto. A continuación se detallan las complicaciones más comunes:

▸ **Parto por cesárea:**
Debido al riesgo de macrosomía fetal, las madres con diabetes gestacional tienen una mayor probabilidad de necesitar una cesárea, lo cual conlleva sus propios riesgos quirúrgicos y de recuperación.

▸ **Presión arterial alta y preeclampsia:**
La diabetes gestacional aumenta el riesgo de desarrollar presión arterial alta durante el embarazo, lo que puede conducir a afecciones graves como la preeclampsia, que representa un riesgo para la vida tanto de la madre como del bebé.

▸ **Riesgo de diabetes tipo 2:**
Las mujeres que padecen diabetes gestacional tienen un riesgo mayor de desarrollar diabetes tipo 2 más adelante en la vida si no cuidan su alimentación y estilo de vida.

Otros tipos específicos de diabetes
Diabetes monogénica

Las complicaciones a largo plazo pueden ser similares a las de la diabetes tipo 1 o tipo 2, dependiendo del control glucémico, e incluyen:

- Enfermedad cardiovascular.
- Neuropatía (daño a los nervios).
- Nefropatía (daño renal).
- Retinopatía (daño ocular).
- Complicaciones en el embarazo si no se controla adecuadamente, especialmente en casos como la diabetes gestacional monogénica.

Diabetes tipo 3c

Las complicaciones a largo plazo pueden incluir:

- Enfermedad vascular.
- Neuropatía.
- Nefropatía.
- Deficiencias nutricionales debido a la mala absorción de nutrientes.
- Mayor riesgo de complicaciones pancreáticas adicionales debido a la enfermedad subyacente.

Diabetes autoinmune latente del adulto (LADA)

Las complicaciones a largo plazo son similares a las de la diabetes tipo 1, incluyendo:

- Enfermedad cardiovascular.
- Neuropatía.
- Nefropatía.
- Retinopatía.
- Mayor riesgo de complicaciones autoinmunes adicionales, dado que LADA es una enfermedad autoinmune.

Diabetes inducida por medicamentos o productos químicos

Las posibles complicaciones a largo plazo dependen del control de la glucosa y pueden incluir:

- Enfermedad cardiovascular.
- Neuropatía.

- Nefropatía.
- Retinopatía.
- Posibles complicaciones adicionales relacionadas con los efectos a largo plazo del medicamento o químico que indujo la diabetes.

En resumen, todas las formas de diabetes, si no se controlan de manera adecuada, pueden derivar en complicaciones crónicas que afectan significativamente la salud. Mantener óptimos niveles de glucosa en sangre, junto con un monitoreo constante de otros factores de riesgo, una alimentación balanceada y un estilo de vida saludable, es esencial para reducir al mínimo el riesgo de desarrollar estas complicaciones y para garantizar una mejor calidad de vida a largo plazo.

Disminución de los síntomas y prevención

La diabetes, en cualquiera de sus formas, es un desafío importante para la salud, pero un manejo adecuado puede marcar una gran diferencia. Con las estrategias correctas y un enfoque basado en la evidencia, es posible no solo aliviar los síntomas, sino también prevenir complicaciones a largo plazo.

En esta sección, profundizaremos en medidas efectivas que promueven un control integral de la diabetes, ayudando a mejorar la calidad de vida y reducir riesgos asociados, todo mientras se fomenta un bienestar sostenido.

Diabetes tipo 1

Disminución de los síntomas:
- Alimentación equilibrada: Planificación de comidas que equilibren los carbohidratos con proteínas y grasas saludables. Lo veremos en el capítulo "Alimentos que transforman".
- Ejercicio regular: Actividad física regular para ayudar a utilizar la glucosa de manera más efectiva.
- Control estricto de la glucosa: Es vital mantener los niveles de glucosa en sangre dentro de un rango objetivo mediante el uso adecuado de insulina.
- Monitoreo frecuente: Uso de medidores de glucosa en sangre o sistemas de monitoreo continuo para ajustar las dosis de insulina y la ingesta de carbohidratos.

‣ Educación y autocuidado: Comprender los efectos de la dieta, el ejercicio y otros factores en el control de la glucosa.

Prevención:
Actualmente, no hay métodos comprobados para prevenir la diabetes tipo 1, ya que es una enfermedad autoinmune con un componente genético significativo. Sin embargo, la detección temprana y un manejo adecuado pueden mejorar significativamente el pronóstico.

Diabetes tipo 2

Disminución de los síntomas:
‣ Alimentación saludable: Enfoque en alimentos integrales, ricos en fibra y bajos en azúcares refinados y grasas saturadas. Lo trataremos en el capítulo "Alimentos que transforman".
‣ Mejoras en el estilo de vida: Aumento de la actividad física y pérdida de peso pueden mejorar la sensibilidad a la insulina.
‣ Medicamentos: Uso de medicamentos orales o inyectables para ayudar a controlar los niveles de glucosa cuando las modificaciones del estilo de vida no son suficientes.
‣ Monitoreo regular: Seguimiento de los niveles de glucosa en sangre para ajustar el tratamiento según sea necesario.

Prevención:
La prevención de la diabetes tipo 2 es posible, especialmente en personas con alto riesgo, a través de modificaciones en la alimentación y en el estilo de vida. La prevención se centra principalmente en:

‣ Adoptar una alimentación balanceada: Consumir una dieta rica en frutas, vegetales, granos enteros, y baja en grasas saturadas y azúcares refinados, entre otros. (Ver capítulo "Alimentos que transforman").
‣ Mantener un peso saludable: La pérdida de peso y el mantenimiento de un índice de masa corporal (IMC) dentro de los rangos saludables son fundamentales.
‣ Aumentar la actividad física: Se recomienda al menos 150 minutos de ejercicio moderado a la semana, como caminar, nadar o andar en bicicleta.
‣ Controlar el estrés: El manejo del estrés mediante técnicas de relajación, meditación o yoga puede ayudar a mantener el

equilibrio hormonal y reducir el riesgo de desarrollar diabetes.
‣ Monitoreo regular de la glucosa y otros marcadores: Para aquellos con alto riesgo, como personas con antecedentes familiares o condiciones prediabéticas, el monitoreo frecuente puede ayudar a detectar cambios tempranos en el metabolismo de la glucosa.

Diabetes gestacional

Disminución de los síntomas:
‣ Dieta controlada: Plan de comidas específico que limite los carbohidratos simples y promueva una nutrición equilibrada. Lo trataremos en el capítulo "Alimentos que transforman".
‣ Monitoreo de la glucosa: Medición regular de los niveles de glucosa en sangre para asegurarse de que estén dentro del rango objetivo.
‣ Actividad física: Ejercicios de bajo impacto como caminar o nadar para ayudar a controlar la glucosa.
‣ Educación y apoyo: Asesoramiento continuo para manejar la diabetes gestacional de manera efectiva durante el embarazo.

Prevención:
No siempre es posible prevenir la diabetes gestacional, pero seguir algunos pasos puede reducir el riesgo:

‣ Peso saludable antes del embarazo: Mantener un peso saludable antes de concebir puede reducir el riesgo.
‣ Alimentación saludable y ejercicio: Continuar con una dieta equilibrada y ejercicio regular antes y durante el embarazo.
‣ Control de factores de riesgo: Identificación y manejo de factores de riesgo temprano en el embarazo a través de revisiones médicas.

Con un manejo adecuado, las mujeres con diabetes gestacional pueden tener embarazos saludables y minimizar el riesgo de complicaciones para ellas y sus bebés. Después del parto, los niveles de glucosa en sangre suelen volver a la normalidad, pero es importante que continúen monitoreando su salud, ya que tienen un mayor riesgo de desarrollar diabetes tipo 2 en el futuro si no controlan su alimentación y estilo de vida.

Otros tipos específicos de diabetes
Diabetes monogénica

Disminución de los síntomas:
‣ Un diagnóstico correcto es clave para un manejo adecuado, ya que algunos tipos pueden ser tratados con medicamentos orales en lugar de insulina.
‣ Monitoreo regular de los niveles de glucosa en sangre.
‣ Dieta equilibrada. Lo veremos en el capítulo "Alimentos que transforman".
‣ Ejercicio regular.

Prevención:
La genética juega un papel predominante, por lo que la prevención puede ser limitada. Sin embargo, el diagnóstico temprano y el manejo adecuado pueden prevenir complicaciones.

Diabetes tipo 3c

Disminución de los síntomas:
‣ Terapia de reemplazo de insulina y enzimas pancreáticas para mejorar la digestión y el control glucémico.
‣ Monitoreo regular de la glucosa para ajustar el tratamiento según sea necesario.
‣ Dieta equilibrada. Lo veremos en el capítulo "Alimentos que transforman".
‣ Control de peso.

Prevención:
‣ La prevención puede ser limitada debido a la relación con enfermedades pancreáticas, pero el manejo temprano de enfermedades como la pancreatitis puede ayudar.
‣ Evitar el consumo excesivo de alcohol y mantener una alimentación y un estilo de vida saludables.

Diabetes autoinmune latente del adulto (LADA)

Disminución de los síntomas:
‣ Tratamiento con insulina, ya que los medicamentos orales para la diabetes tipo 2 pueden no ser efectivos a largo plazo.

- Dieta saludable. Lo trataremos en el capítulo "Alimentos que transforman".
- Ejercicio regular.
- Monitoreo cuidadoso de los niveles de glucosa en sangre.

Prevención:
No hay una prevención conocida para LADA, pero el diagnóstico temprano y el manejo adecuado son esenciales para reducir riesgos.

Diabetes inducida por medicamentos o productos químicos

Disminución de los síntomas:
- Ajustar o cambiar el medicamento que está causando el problema, si es posible, bajo supervisión médica.
- Monitoreo regular de la glucosa en sangre.
- Dieta saludable. Lo trataremos en el capítulo "Alimentos que transforman".
- Ejercicio regular.

Prevención:
- Uso prudente y supervisado de medicamentos que podrían inducir diabetes.
- Consulta regular con profesionales de la salud para monitorear los efectos secundarios de los tratamientos oncológicos o farmacológicos.

Consejos adicionales

Además de las recomendaciones abordadas en el capítulo "Plan práctico recomendado", existen otros consejos complementarios que suelen ser de gran utilidad para el manejo adecuado de esta condición. A continuación, se destacan una serie de estrategias adicionales que pueden aplicarse a todos los tipos de diabetes para optimizar el control y mejorar la calidad de vida.

- **Cuidado de los pies**

Las personas con diabetes son más propensas a problemas en los pies debido a la neuropatía y la mala circulación.
Consejo: Inspecciona tus pies diariamente, mantén la piel

hidratada, usa calzado adecuado y consulta a un podólogo regularmente.

- **Abandono del tabaco y consumo moderado de alcohol**
Fumar y el consumo excesivo de alcohol pueden exacerbar las complicaciones de la diabetes.
Consejo: Si fumas, busca ayuda para dejar de hacerlo. Limita el consumo de alcohol y verifica siempre tus niveles de glucosa antes de beber.

- **Monitoreo de otros parámetros de salud**
La diabetes puede afectar múltiples aspectos de la salud.
Consejo: Controla regularmente la presión arterial, los niveles de colesterol y la función renal, y realiza exámenes oculares anuales.

- **Creación de una red de apoyo**
Contar con el apoyo de familiares, amigos y profesionales de la salud es crucial.
Consejo: Únete a grupos de apoyo para personas con diabetes, comparte tus experiencias y aprende de las experiencias de otros.

- **Hidratación adecuada**
Mantenerse bien hidratado es esencial para el funcionamiento óptimo del cuerpo.
Consejo: Bebe suficiente agua a lo largo del día y limita el consumo de bebidas azucaradas. La hidratación adecuada también ayuda a mantener niveles de glucosa estables. Lo veremos en detalle en el capítulo "Jugos, batidos y zumos".

- **Preparación para emergencias**
Estar preparado para situaciones de emergencia es vital para la seguridad de las personas con diabetes.
Consejo: Lleva siempre contigo una identificación médica que indique que tienes diabetes. Además, mantén un suministro de glucosa de acción rápida, como tabletas de glucosa o caramelos, en caso de hipoglucemia.

- **Educación de la familia y amigos**
Tener una red de apoyo informada puede marcar una gran

diferencia en el manejo de la diabetes.

Consejo: Educa a tus seres queridos sobre la diabetes y cómo pueden ayudarte en caso de una emergencia, especialmente en el reconocimiento de síntomas de hipoglucemia o hiperglucemia.

▸ Visitas médicas regulares

Las revisiones médicas periódicas son esenciales para monitorear el progreso y ajustar el tratamiento.

Consejo: Programa consultas regulares con tu médico, endocrinólogo y otros especialistas según sea necesario, y discute cualquier cambio en tus síntomas o en tu estilo de vida.

▸ Uso de tecnología

La tecnología puede ser una herramienta poderosa en el manejo de la diabetes.

Consejo: Considera el uso de monitores continuos de glucosa (CGM), bombas de insulina y aplicaciones móviles para el seguimiento de la glucosa y la gestión de la dieta y el ejercicio. Consulta con tu médico sobre qué tecnología podría ser adecuada para ti.

▸ Prevención de complicaciones a largo plazo

La diabetes mal controlada puede llevar a complicaciones graves con el tiempo.

Consejo: Además del control de la glucosa, enfócate en mantener una presión arterial y niveles de colesterol saludables.

▸ Cuidado dental

Las personas con diabetes tienen un mayor riesgo de problemas dentales y de las encías.

Consejo: Cepíllate los dientes al menos dos veces al día, usa hilo dental regularmente y visita al dentista para limpiezas y chequeos al menos dos veces al año.

▸ Adaptación a cambios de vida

La vida con diabetes puede requerir ajustes en diferentes etapas de la vida.

Consejo: Sé flexible y abierto a cambiar tus rutinas y planes de tratamiento según cambios en tu vida, como cambios hormonales, el inicio de nuevas actividades o el envejecimiento.

> **Enfoque positivo y actitud proactiva**
Mantener una actitud positiva puede influir significativamente en la gestión de la diabetes.
Consejo: Cultiva una mentalidad positiva y busca el apoyo emocional si te sientes abrumado. Recuerda que la diabetes es manejable y que puedes vivir una vida plena y activa con la atención adecuada.

Pruebas médicas diagnósticas

Un diagnóstico preciso y oportuno de la diabetes es fundamental para establecer un tratamiento adecuado y prevenir posibles complicaciones a largo plazo. Los médicos disponen de diversas pruebas diagnósticas diseñadas para detectar la diabetes y evaluar el control de los niveles de glucosa en sangre. A continuación, se detallan las pruebas más comunes y su propósito en el manejo de esta condición.

Glucosa plasmática en ayunas (FPG)

Esta prueba mide el nivel de glucosa en la sangre después de un ayuno de al menos 8 horas. Es una prueba básica y comúnmente utilizada para el diagnóstico inicial de diabetes.

Valores de diagnóstico:
- Normal: Menos de 100 mg/dL.
- Prediabetes: 100-125 mg/dL.
- Diabetes: 126 mg/dL o más en dos ocasiones separadas.

Prueba de tolerancia a la glucosa oral (OGTT)

Este examen evalúa la respuesta del cuerpo a una carga de glucosa ingerida. Se mide la glucosa en sangre en ayunas y 2 horas después de beber una solución azucarada específica. Es especialmente útil para diagnosticar diabetes en casos de prediabetes o diabetes gestacional.

Valores de diagnóstico:
- Normal: Menos de 140 mg/dL a las 2 horas.
- Prediabetes: 140-199 mg/dL a las 2 horas.
- Diabetes: 200 mg/dL o más a las 2 horas.

Hemoglobina A1c (HbA1c)

Esta prueba mide el promedio de los niveles de glucosa en

sangre durante los últimos 2-3 meses al evaluar el porcentaje de hemoglobina recubierta de glucosa. Es una herramienta clave para el diagnóstico y monitoreo del control de la diabetes a largo plazo.

Valores de diagnóstico:
‣ Normal: Menos del 5,7%.
‣ Prediabetes: 5,7%-6,4%.
‣ Diabetes: 6,5% o más.

Glucosa plasmática aleatoria
Se mide la glucosa en sangre en cualquier momento del día, sin importar cuándo se haya comido por última vez. Es útil para diagnóstico rápido en presencia de síntomas agudos.

Valores de diagnóstico:
‣ Diabetes: 200 mg/dL o más, junto con síntomas clásicos de hiperglucemia (como sed excesiva, orina frecuente, y pérdida de peso inexplicada).

Pruebas adicionales para tipos específicos de diabetes
‣ Autoanticuerpos (Diabetes tipo 1): Pruebas para autoanticuerpos como GAD, IA-2, e ICA pueden ayudar a distinguir la diabetes tipo 1 autoinmune de la diabetes tipo 2.
‣ Evaluación Genética (Diabetes monogénica): Pruebas genéticas pueden identificar mutaciones específicas en casos sospechosos de diabetes monogénica.
‣ Insulinoma o Pruebas de C-Péptido: Evaluaciones de niveles de insulina y C-péptido pueden ser útiles para entender la producción de insulina endógena.

Monitoreo adicional
‣ Perfil lipídico y Función renal: Pruebas para monitorear el perfil lipídico y la función renal son esenciales en el manejo integral de la diabetes.
‣ Presión arterial y Exámenes oculares: Evaluaciones regulares de presión arterial y exámenes de fondo de ojo ayudan a prevenir y manejar complicaciones.

El diagnóstico de la diabetes exige la combinación de pruebas específicas para garantizar precisión y personalización en el tratamiento. Cada prueba cumple un propósito clave y se selecciona en función del contexto clínico y las necesidades individuales de cada persona. Un enfoque integral que incluya estas pruebas, junto con una evaluación detallada de la historia clínica y los síntomas, es esencial para un manejo efectivo y personalizado de la diabetes, promoviendo mejores resultados en la salud a largo plazo.

Signos de alarma

La aparición de ciertos signos de alarma en personas con diabetes puede indicar la necesidad de atención médica inmediata. Estos síntomas, que no deben ser ignorados, incluyen:

- **Hipoglucemia severa**: Si una persona con diabetes experimenta síntomas de hipoglucemia severa, como confusión, convulsiones o pérdida del conocimiento, es crucial buscar atención médica inmediata. La hipoglucemia severa puede ser peligrosa si no se trata rápidamente.

- **Cetoacidosis diabética (CAD):** Este es un estado potencialmente mortal que ocurre cuando el cuerpo produce niveles altos de ácidos en la sangre llamados cetonas. Los síntomas incluyen sed extrema, micción frecuente, náuseas, vómitos, dolor abdominal, debilidad, aliento con olor afrutado y confusión.

- **Síndrome hiperglucémico hiperosmolar no cetósico:** Este síndrome se caracteriza por niveles extremadamente altos de glucosa en sangre sin la presencia de cetonas. Los síntomas pueden incluir deshidratación severa, confusión, debilidad y coma.

- **Infecciones:** Las personas con diabetes son más susceptibles a infecciones, especialmente en la piel, los pies, los riñones y la vejiga. Si una infección parece empeorar rápidamente, es importante buscar atención médica.

- **Problemas de visión:** Cambios repentinos en la visión pueden indicar complicaciones relacionadas con la diabetes, como retinopatía diabética o edema macular. Es importante consultar a un médico de inmediato si se experimentan cambios visuales bruscos.

▸ **Dolor en el pecho o dificultad para respirar:** Estos pueden ser signos de un ataque al corazón o de otras complicaciones cardiovasculares que son más comunes en personas con diabetes.

▸ **Heridas que no cicatrizan:** Las heridas o úlceras, especialmente en los pies, que no cicatrizan adecuadamente pueden llevar a infecciones graves y requieren atención médica urgente.

Heridas en la planta del pie y el pie diabético

En personas con diabetes, es común que se formen úlceras o heridas en la planta del pie, especialmente en zonas sometidas a mayor presión o fricción. Una de las localizaciones más frecuentes es el espacio entre el primer y segundo dedo, o la zona metatarsal cercana, debido a varios factores asociados con la condición, como:

- **Neuropatía diabética:** La disminución de la sensibilidad en los pies impide que la persona detecte lesiones, callosidades o rozaduras, lo que facilita la formación de heridas sin que sean percibidas a tiempo.

- **Enfermedad vascular periférica:** La mala circulación sanguínea retrasa la cicatrización de las heridas y aumenta el riesgo de infección.

- **Presión o deformidades del pie:** Pie cavo, juanetes o deformaciones pueden focalizar la presión en puntos específicos, favoreciendo el desarrollo de lesiones.

▸ **Complicaciones de estas Heridas**

Si no se detectan y tratan a tiempo, estas lesiones pueden evolucionar hacia complicaciones graves, entre las que destacan:

- **Úlceras diabéticas:** Una herida sin atención adecuada puede convertirse en una úlcera infectada, aumentando significativamente el riesgo de infecciones profundas.

- **Infecciones avanzadas**: Las heridas pueden infectarse gravemente, afectando incluso huesos y tejidos profundos, y en casos complicados, llevando a osteomielitis o gangrena.

- **Riesgo de amputación**: En etapas avanzadas, si las infecciones o úlceras no se controlan, se pueden requerir amputaciones para evitar la propagación de la infección.

▸ **Prevención y Cuidados**
Para reducir el riesgo de desarrollar estas heridas y complicaciones, es importante:

- **Inspección diaria**: Examinar los pies a diario, especialmente entre los dedos, en busca de enrojecimiento, cortes, ampollas o cualquier señal de alarma.

- **Cuidado del calzado**: Utilizar calzado cómodo y bien ajustado, evitando los que generen puntos de presión.

- **Higiene adecuada**: Mantener los pies limpios y secos, prestando especial atención a los espacios entre los dedos.

- **Atención médica temprana**: Ante cualquier herida o signo de infección, buscar atención médica inmediata para evitar complicaciones mayores.

El cuidado preventivo y el control estricto de los niveles de glucosa en sangre juegan un papel crucial en la protección frente a estas complicaciones del pie diabético. ¡Una evaluación regular por parte de un especialista también es clave!

PREGUNTAS Y RESPUESTAS

Sumergirse en el complejo universo de la salud puede ser una experiencia desafiante, especialmente al recibir un diagnóstico que afecta tanto el cuerpo como las emociones. En esos momentos surgen muchas preguntas: ¿Cuáles son las implicaciones? ¿Qué opciones están disponibles? ¿Cómo cambiará mi día a día? Estas y otras inquietudes son frecuentes ante situaciones así. Aquí encontrarás respuestas prácticas y directas que te ayudarán a tomar decisiones informadas con mayor confianza.

Este capítulo nace del deseo de ofrecer acompañamiento y herramientas claras para que afrontes este camino con seguridad. En una era donde la información abunda, pero no siempre es confiable, resulta crucial distinguir entre datos útiles y aquellos que podrían generar confusión. Por eso, he reunido respuestas respaldadas por evidencia para orientarte en medio de la incertidumbre.

El formato de preguntas y respuestas ha sido diseñado pensando en la practicidad, abordando las dudas más recurrentes, tanto de las personas afectadas como de sus familias. Las explicaciones son sencillas, concisas y enfocadas en facilitar decisiones que prioricen tu bienestar.

Aunque la información aquí presentada busca ser útil, no reemplaza el asesoramiento personalizado. En todo momento, es fundamental comunicarte con tu médico para resolver cuestiones específicas que puedan surgir.

A través de estas páginas, espero transmitirte tranquilidad, confianza y un apoyo sólido para enfrentar los desafíos con mayor fortaleza. Mi meta es que este recurso te inspire y te brinde herramientas para enfrentarte con seguridad a esta afección.

134 Preguntas y respuestas

1. ¿Qué es la diabetes?

La diabetes es una enfermedad crónica que afecta la capacidad del cuerpo para regular los niveles de glucosa en la sangre. Esto se debe a que el cuerpo no produce suficiente insulina o no la utiliza de manera eficaz.

2. ¿Cuáles son los tipos principales de diabetes?

Existen tres tipos principales: diabetes tipo 1, diabetes tipo 2 y diabetes gestacional. La tipo 1 es una enfermedad autoinmune, la tipo 2 está relacionada con el estilo de vida y factores genéticos, y la gestacional ocurre durante el embarazo.

3. ¿Cuáles son los síntomas?

Los síntomas incluyen sed excesiva, micción frecuente, hambre extrema, pérdida de peso inexplicable, fatiga y visión borrosa.

4. ¿Cómo se diagnostica?

La diabetes se diagnostica a través de pruebas de sangre que miden los niveles de glucosa: la prueba de glucosa en ayunas, la prueba de tolerancia a la glucosa y la prueba de hemoglobina A1c.

5. ¿Cuál es la diferencia entre la diabetes tipo 1 y tipo 2?

La diabetes tipo 1 es una condición autoinmune en la que el sistema inmunológico destruye las células productoras de insulina en el páncreas. La tipo 2 es más común y se desarrolla cuando el cuerpo se vuelve resistente a la insulina o no produce suficiente insulina.

6. ¿Es posible prevenirla?

Sí, es posible prevenir o retrasar la diabetes tipo 2 mediante cambios en el estilo de vida, como seguir una alimentación saludable, mantener un peso adecuado, controlar el estrés, evitar el tabaquismo, evitar el consumo excesivo de alcohol y realizar actividad física regularmente.

7. ¿Qué complicaciones pueden surgir de la diabetes?

Las complicaciones pueden incluir enfermedades del corazón, daño renal, daño ocular, neuropatía (daño nervioso), y problemas en los pies que pueden llevar a amputaciones, entre otros.

8. ¿Cómo se trata?

El tratamiento de la diabetes puede incluir medicamentos (como insulina o metformina), cambios en la alimentación, ejercicio regular y monitoreo frecuente de los niveles de glucosa en sangre.

9. ¿Se puede llevar una vida normal?

Sí, con un manejo adecuado de la enfermedad y haciendo cambios en el estilo de vida, las personas con diabetes pueden llevar una vida plena y saludable.

10. ¿Qué papel juega la alimentación en su manejo?

La alimentación es crucial en el manejo de la diabetes. Comer una dieta equilibrada, rica en fibra y baja en azúcares y grasas saturadas, ayuda a mantener los niveles de glucosa en sangre bajo control y mantener un peso saludable.

11. ¿Qué tipo de alimentación es recomendable?

Se recomienda una alimentación equilibrada que incluya carbohidratos complejos, fibra, proteínas magras y grasas saludables. Las dietas mediterráneas y bajas en carbohidratos también han mostrado beneficios en la gestión de la diabetes.

12. ¿Es posible revertirla?

Aunque actualmente no se puede "curar" la diabetes, algunas personas pueden alcanzar una remisión de la diabetes tipo 2 a través de una pérdida de peso significativa y cambios en la alimentación y el estilo de vida.

13. ¿Qué es la hipoglucemia y cómo se maneja?

La hipoglucemia es un nivel de glucosa en sangre anormalmente bajo. Se maneja consumiendo rápidamente carbohidratos de acción rápida, como jugo de frutas o tabletas de glucosa, y luego comiendo un refrigerio que contenga proteínas o carbohidratos complejos.

14. ¿Cuáles son los signos de advertencia de una bajada de azúcar en sangre (hipoglucemia)?

Los síntomas de hipoglucemia incluyen temblores, sudoración, confusión, hambre, irritabilidad, mareos y, en casos severos, pérdida de consciencia. Es importante tratarla rápidamente consumiendo carbohidratos de acción rápida.

15. ¿Qué es la hipoglucemia nocturna y cómo se puede prevenir?

La hipoglucemia nocturna ocurre cuando los niveles de glucosa en sangre bajan demasiado durante la noche. Se puede prevenir ajustando la dosis de insulina, comiendo un refrigerio antes de acostarse y monitoreando los niveles de glucosa antes de dormir.

16. ¿Qué es la hipoglucemia inadvertida y cómo puede ser gestionada?

La hipoglucemia inadvertida ocurre cuando una persona no siente los síntomas de niveles bajos de glucosa en sangre, lo que puede ser peligroso. Se puede manejar mediante ajustes en el tratamiento y monitoreo más frecuente.

17. ¿Qué es la resistencia a la insulina?

La resistencia a la insulina es una condición en la que las células del cuerpo no responden adecuadamente a la insulina, lo que obliga al páncreas a producir más insulina para mantener los niveles de glucosa en sangre normales. Es un precursor común de la diabetes tipo 2.

18. ¿Cómo se puede mejorar la resistencia a la insulina?

Puede mejorarse mediante cambios en el estilo de vida, como una alimentación saludable, ejercicio regular y pérdida de peso.

19. ¿Qué es la diabetes gestacional?

La diabetes gestacional es un tipo de diabetes que se desarrolla durante el embarazo. Afecta cómo las células utilizan la glucosa y puede causar niveles altos de azúcar en sangre que pueden afectar tanto a la madre como al bebé. Generalmente desaparece después del parto, pero aumenta el riesgo de desarrollar diabetes tipo 2 en el futuro tanto para la madre como para el hijo.

20. ¿Cómo se maneja la diabetes gestacional?

Se maneja principalmente con alimentación y ejercicio, pero algunas mujeres pueden necesitar insulina o medicamentos orales.

21. ¿Cómo se diagnostica la diabetes gestacional?

La diabetes gestacional se diagnostica mediante pruebas de tolerancia a la glucosa durante el segundo trimestre del embarazo. Estas pruebas evalúan cómo el cuerpo maneja el azúcar después de ingerir una bebida azucarada.

22. ¿La diabetes afecta a la salud mental?

Sí, la diabetes puede afectar la salud mental. El manejo constante de la enfermedad puede llevar al estrés, ansiedad, y depresión. Es importante abordar estos aspectos con apoyo psicológico y estrategias de manejo del estrés.

23. ¿Qué es el índice glucémico y por qué es importante?

El índice glucémico (IG) es una medida de cómo los alimentos que contienen carbohidratos afectan los niveles de glucosa en sangre. Los alimentos con un IG bajo se absorben más lentamente y son mejores para mantener niveles estables de glucosa.

24. ¿Qué tipo de ejercicios son recomendables?

Los ejercicios aeróbicos, como caminar, nadar o andar en bicicleta, junto con ejercicios de resistencia, como levantar pesas, son altamente recomendables.

25. ¿El aloe vera puede ayudar en el manejo de la diabetes?

El aloe vera tiene propiedades hipoglucemiantes y mejora la sensibilidad a la insulina. Sin embargo, es importante usarlo bajo supervisión médica para evitar posibles interacciones con medicamentos.

26. ¿Qué deben saber los familiares de una persona con diabetes?

Los familiares deben comprender los signos de hipoglucemia e hiperglucemia, saber cómo actuar en caso de emergencia, y apoyar a la persona en el manejo de su alimentación y ejercicio.

27. ¿Qué es la cetosis y cómo se relaciona con la diabetes?

La cetosis es un proceso metabólico donde el cuerpo utiliza grasa en lugar de glucosa como fuente de energía. En personas con diabetes, especialmente tipo 1, una cetosis descontrolada puede llevar a cetoacidosis diabética, una condición peligrosa.

28. ¿Qué es la cetoacidosis diabética (CAD) y cuáles son sus síntomas?

La cetoacidosis diabética es una complicación grave de la diabetes, más común en la diabetes tipo 1, que ocurre cuando el cuerpo produce altos niveles de cetonas como resultado de la falta de insulina, lo que lleva a un desequilibrio peligroso de químicos en la sangre. Los síntomas incluyen náuseas, vómitos, dolor abdominal, respiración rápida o dificultad para respirar y confusión. Requiere atención médica inmediata.

29. ¿Cómo se puede prevenir la cetoacidosis diabética?

La cetoacidosis diabética se puede prevenir con un buen control de la glucosa y atención médica inmediata ante síntomas de alerta.

30. ¿Cómo se trata la cetoacidosis diabética?

El tratamiento de la cetoacidosis diabética implica rehidratación, reposición de electrolitos y administración de insulina.

31. ¿Cómo afecta a la salud bucal y dental?

Las personas con diabetes tienen un mayor riesgo de problemas bucales, como infecciones, sequedad bucal y enfermedad de las encías, debido a la reducción de la resistencia a las infecciones, la disminución de la capacidad del cuerpo para combatir bacterias y la curación lenta. El control cuidadoso de la glucosa en sangre y una buena higiene oral pueden ayudar a prevenir estos problemas.

32. ¿Qué es el síndrome metabólico y su relación con la diabetes?

El síndrome metabólico es un grupo de condiciones que ocurren juntas, aumentando el riesgo de enfermedad cardíaca, derrame cerebral y diabetes tipo 2. Estas condiciones incluyen hipertensión, niveles altos de azúcar en sangre, exceso de grasa corporal alrededor de la cintura, niveles anormales de triglicéridos y niveles bajos de colesterol HDL (el colesterol "bueno").

33. ¿Qué impacto tiene el estrés?
El estrés puede afectar a los niveles de glucosa en sangre al liberar hormonas como el cortisol y la adrenalina, que aumentan el azúcar en sangre. Manejar el estrés es crucial para controlar la diabetes.

34. ¿Cómo se puede manejar el estrés?
El manejo del estrés es vital, ya que éste suele afectar negativamente el control de la glucosa en sangre. Técnicas como la meditación, el ejercicio regular, el mindfulness, la respiración profunda y el apoyo psicológico o social pueden ser útiles.

35. ¿Qué es la neuropatía diabética?
La neuropatía diabética es un tipo de daño nervioso que puede ocurrir en personas con diabetes. Afecta principalmente a los nervios de las piernas y los pies y puede causar síntomas como dolor, hormigueo, entumecimiento o pérdida de sensibilidad.

36. ¿Qué tipos de neuropatía diabética existen?
La neuropatía diabética es el daño a los nervios. Los tipos incluyen neuropatía periférica, autonómica, proximal y focal, cada uno afectando diferentes partes del cuerpo.

37. ¿Cómo afecta el consumo de alcohol?
El alcohol puede afectar los niveles de azúcar en sangre de diversas maneras. En pequeñas cantidades, puede causar una disminución del azúcar en sangre, mientras que en exceso puede elevarlo. Las personas con diabetes deben consumir alcohol con moderación y siempre con alimentos. Puede interactuar con medicamentos para la diabetes, por lo que debe consumirse con moderación y bajo supervisión médica.

38. ¿Qué papel juegan los carbohidratos en la dieta?
Los carbohidratos afectan directamente los niveles de glucosa en sangre. Es importante contar y controlar la ingesta de carbohidratos para mantener el azúcar en sangre dentro de los

rangos objetivo.

39. ¿Qué es un monitoreo continuo de glucosa y cómo funciona?

Un sistema de monitoreo continuo de glucosa (CGM) mide los niveles de glucosa en el líquido intersticial cada pocos minutos mediante un sensor colocado bajo la piel. Proporciona información en tiempo real para un mejor control de la diabetes.

40. ¿Cómo puede afectar al embarazo?

La diabetes durante el embarazo puede aumentar el riesgo de complicaciones como presión arterial alta, parto prematuro y problemas para el bebé, como el aumento del tamaño fetal.

41. ¿Cómo afecta al sistema inmunológico?

La diabetes puede debilitar el sistema inmunológico, aumentando el riesgo de infecciones, como infecciones del tracto urinario y de la piel. Esto se debe a que los altos niveles de glucosa en sangre pueden afectar la función de las células inmunitarias.

42. ¿Qué es la hiperglucemia del amanecer o fenómeno del amanecer en personas con diabetes?

El fenómeno del amanecer es un aumento natural de los niveles de glucosa en sangre que ocurre en las primeras horas de la mañana debido a cambios hormonales que preparan al cuerpo para despertarse. Puede ser un reto para las personas con diabetes mantener el control de su azúcar en sangre al despertar.

43. ¿Cómo puede mejorar la pérdida de peso el control de la diabetes tipo 2?

La pérdida de peso suele mejorar la sensibilidad a la insulina y bajar los niveles de glucosa en sangre. Se reduce también así la necesidad de medicamentos y disminuye el riesgo de complicaciones. Bajar de peso ayuda a controlar e incluso puede revertir la diabetes tipo 2 en algunas personas.

44. ¿Qué es el pie diabético?

El pie diabético se refiere a una serie de problemas que pueden afectar los pies de las personas con diabetes, incluyendo úlceras, daño a los nervios de los pies, infecciones, y en casos graves, amputaciones debido a la mala circulación y daño nervioso.

45. ¿El pie diabético se puede prevenir?
El pie diabético se puede prevenir con un buen control de los niveles de azúcar en sangre, cuidado adecuado de los pies y revisiones regulares al podólogo.

46. ¿La diabetes es hereditaria?
Hay un componente genético en la diabetes, especialmente en la tipo 2. Sin embargo, el estilo de vida y el ambiente juegan un papel crucial en su desarrollo.

47. ¿Qué importancia tiene el control regular de la presión arterial en personas con diabetes?
Controlar la presión arterial es vital porque la hipertensión puede aumentar el riesgo de complicaciones cardiovasculares, renales, y oculares en personas con diabetes.

48. ¿Cómo se relaciona con la apnea del sueño?
La apnea del sueño es más común en personas con diabetes tipo 2 y puede empeorar el control del azúcar en sangre. Tratar la apnea del sueño puede mejorar los niveles de glucosa y la calidad de vida.

49. ¿Qué es la hemoglobina A1c y cuál es su importancia?
La hemoglobina A1c es una prueba que mide el promedio de los niveles de glucosa en sangre durante los últimos dos o tres meses. Es una herramienta clave para evaluar el control a largo plazo de la diabetes y se utiliza para ajustar el tratamiento. Un nivel de A1c por debajo del 7% generalmente se considera un buen control para la mayoría de los adultos con diabetes, aunque los objetivos pueden variar según la persona.

50. ¿Es recomendable el ayuno intermitente?
El ayuno intermitente puede ser beneficioso para algunas personas con diabetes tipo 2, ayudando a mejorar la sensibilidad a la insulina y perder peso. Sin embargo, es crucial hacerlo bajo supervisión médica para evitar hipoglucemias o descompensaciones.

51. ¿Existen suplementos que puedan ayudar a controlarla?
Algunos suplementos, como el cromo, la canela y el ácido alfa-lipoico, entre otros, han mostrado potencial en estudios científicos para mejorar la sensibilidad a la insulina y controlar el azúcar en la sangre. Sin embargo, es muy importante consultar con un profesional de la salud antes de tomar cualquier suplemento, ya que pueden interactuar con los fármacos para la diabetes.

52. ¿Cómo afecta el ejercicio físico?
El ejercicio físico es una parte importante del manejo de la diabetes. Ayuda a reducir los niveles de glucosa en sangre al aumentar la sensibilidad a la insulina y permitir que las células utilicen la glucosa de manera más eficiente. Ayuda a controlar el peso, reduce el estrés y el riesgo cardiovascular, mejora el bienestar general y reduce el riesgo de complicaciones. Se recomienda combinar ejercicios aeróbicos con entrenamiento de resistencia.

53. ¿Qué papel juega la fibra en la alimentación?
La fibra, especialmente la soluble, ayuda a controlar los niveles de azúcar en sangre al ralentizar la absorción de glucosa. Comer alimentos ricos en fibra, como granos enteros, legumbres, verduras y frutas, mejora la salud digestiva, contribuye a la sensación de saciedad y ayuda en el control del peso.

54. ¿Qué es la hiperglucemia y cómo se maneja?
La hiperglucemia es cuando los niveles de glucosa en sangre son demasiado altos. Se maneja ajustando la medicación, controlando la dieta, aumentando la actividad física y monitoreando regularmente los niveles de glucosa.

55. ¿Cuáles son los síntomas más comunes de la hiperglucemia?
Los síntomas pueden incluir sed excesiva, micción frecuente, fatiga, visión borrosa y, si no se trata, puede llevar a complicaciones graves.

56. ¿Qué es la hiperglucemia hiperosmolar no cetósica?
Es una complicación aguda de la diabetes tipo 2 caracterizada

por niveles extremadamente altos de glucosa en sangre sin la acumulación de cetonas. Los síntomas incluyen sed extrema, deshidratación y confusión.

57. ¿Cómo afecta a los riñones?

La diabetes puede dañar los vasos sanguíneos en los riñones, lo que lleva a una condición llamada nefropatía diabética. Esta condición puede progresar a insuficiencia renal si no se controla.

58. ¿Qué es la nefropatía diabética y cómo se puede prevenir?

La nefropatía diabética es una complicación de la diabetes que afecta los riñones. Se caracteriza por daños a los glomérulos, las unidades de filtración del riñón, lo que puede llevar a la insuficiencia renal en etapas avanzadas. La prevención incluye el control estricto de la glucosa y la presión arterial, y la administración de medicamentos como los inhibidores de la ECA o los bloqueadores de los receptores de angiotensina.

59. ¿Qué es la retinopatía diabética?

La retinopatía diabética es una complicación de la diabetes que afecta los ojos. Es causada por daños a los vasos sanguíneos de la retina debido a altos niveles de glucosa en sangre. Puede llevar a problemas de visión y, en casos severos, a la ceguera, si no se trata adecuadamente.

60. ¿Cuáles son los síntomas de la retinopatía diabética?

Los síntomas pueden incluir visión borrosa, manchas oscuras en la visión y pérdida de visión.

61. ¿Cómo puede afectar a los ojos?

Además de la retinopatía, la diabetes puede aumentar el riesgo de cataratas, glaucoma y edema macular, afectando la visión de diversas maneras.

62. ¿Cómo pueden afectar los edulcorantes artificiales?

Los edulcorantes artificiales pueden ofrecer una alternativa sin calorías al azúcar, pero su impacto en la insulina y el metabolismo es objeto de debate, y algunas investigaciones concluyen que podrían afectar la microbiota intestinal.

63. ¿El magnesio tiene algún papel en la gestión de la diabetes?

El magnesio es importante para la función de la insulina y el metabolismo de la glucosa. Algunas investigaciones concluyen que la deficiencia de magnesio puede estar relacionada con un mayor riesgo de desarrollar diabetes tipo 2.

64. ¿Qué es la dieta de intercambio?

La dieta de intercambio es un método de planificación de comidas que ayuda a las personas con diabetes a controlar su ingesta de carbohidratos, proteínas y grasas. Los alimentos se agrupan en categorías y las porciones se intercambian dentro de cada grupo para mantener un equilibrio nutricional.

65. ¿Cuál es la relación con la obesidad?

La obesidad es un factor de riesgo significativo para el desarrollo de diabetes tipo 2. El exceso de grasa corporal, especialmente alrededor del abdomen, puede aumentar la resistencia a la insulina, contribuyendo al desarrollo de la enfermedad. La pérdida de peso y el mantenimiento de un peso saludable ayudan a prevenir y controlar la diabetes tipo 2.

66. ¿Qué es la terapia de insulina en la diabetes tipo 1?

La terapia de insulina es esencial para las personas con diabetes tipo 1, ya que su cuerpo no produce insulina. Se administra insulina exógena a través de inyecciones o una bomba de insulina para mantener los niveles de glucosa en sangre dentro del rango objetivo.

67. ¿Cómo se relaciona el sueño con el manejo de la diabetes?

El sueño adecuado es crucial para el manejo de la diabetes. La falta de sueño o el sueño de mala calidad afecta los niveles de glucosa en sangre y aumenta la resistencia a la insulina. Establecer hábitos de sueño saludables ayuda a mejorar el control de la enfermedad.

68. ¿Qué es la glucosa en ayunas y por qué es importante?

La glucosa en ayunas es la medida de los niveles de azúcar en sangre después de un ayuno de al menos 8 horas. Es una prueba importante para diagnosticar la diabetes y evaluar el control del azúcar en sangre.

69. ¿Cómo impacta en la vida diaria de una persona?
La diabetes requiere un manejo continuo que incluye monitoreo regular de la glucosa, planificación de comidas, actividad física y medicación. Esto puede ser un desafío, pero con educación y apoyo adecuado, pueden llevar una vida plena y activa.

70. ¿Qué es un medidor continuo de glucosa (MCG)?
Un medidor continuo de glucosa es un dispositivo que monitorea los niveles de glucosa en sangre de manera constante a lo largo del día en el líquido intersticial del cuerpo, proporcionando datos en tiempo real. Esto ayuda a las personas con diabetes a ajustar su tratamiento de manera más precisa.

71. ¿El zinc es importante?
El zinc juega un papel en la síntesis, almacenamiento y liberación de insulina. Una deficiencia de zinc puede afectar el control de la glucosa, y algunos estudios concluyen que la suplementación podría mejorar la función de la insulina en personas con diabetes.

72. ¿Cómo afecta a la salud cardiovascular?
La diabetes aumenta el riesgo de enfermedades cardiovasculares, como la enfermedad coronaria y el accidente cerebrovascular. Esto se debe a factores como la hipertensión, el colesterol alto y a que el alto nivel de glucosa en sangre puede dañar los vasos sanguíneos y los nervios que controlan el corazón.

73. ¿Qué es la diabetes tipo LADA?
LADA (Latent Autoimmune Diabetes in Adults) es una forma de diabetes autoinmune que se desarrolla en adultos. A menudo se confunde con la diabetes tipo 2, pero comparte características de la tipo 1.

74. ¿Qué impacto tiene el cromo?
El cromo es un mineral que puede mejorar la acción de la insulina y el metabolismo de los carbohidratos. Algunos estudios concluyen que la suplementación con cromo ayuda a

mejorar el control de la glucosa en personas con diabetes tipo 2.

75. ¿Qué importancia tiene la educación en su manejo?
La educación sobre la diabetes es crucial para ayudar al afectado/a a entender su condición, aprender a manejar sus niveles de glucosa, y tomar decisiones informadas sobre su salud y tratamiento.

76. ¿Qué es la glucagón y cuándo se utiliza?
El glucagón es una hormona que eleva los niveles de glucosa en sangre. Se utiliza en situaciones de emergencia para tratar la hipoglucemia severa en personas con diabetes, especialmente cuando están inconscientes o no pueden consumir carbohidratos.

77. ¿Qué son los incretínicos y cómo ayudan en el manejo de la diabetes tipo 2?
Los incretínicos son hormonas que ayudan a regular la glucosa en sangre estimulando la secreción de insulina y disminuyendo la liberación de glucagón. Los medicamentos que imitan estas hormonas pueden mejorar el control glucémico en la diabetes tipo 2.

78. ¿Qué beneficios tiene el ácido alfa-lipoico?
El ácido alfa-lipoico es un antioxidante que ayuda en la reducción del estrés oxidativo y mejora la sensibilidad a la insulina. También se ha estudiado por su potencial para aliviar los síntomas de la neuropatía diabética.

79. ¿Cómo influye la genética en el riesgo de desarrollarla?
La genética juega un papel en el riesgo de desarrollar tanto diabetes tipo 1 como tipo 2, con múltiples genes involucrados en la susceptibilidad y el metabolismo de la glucosa. Tener antecedentes familiares de diabetes aumenta el riesgo, aunque factores ambientales, alimentación y de estilo de vida también son cruciales. Se cree incluso que ciertos factores ambientales desencadenan la respuesta autoinmune que destruye las células beta del páncreas en la diabetes tipo 1.

80. ¿Qué es la diabetes tipo MODY?

MODY (Maturity Onset Diabetes of the Young) es una forma monogénica poco común de diabetes hereditaria que se diagnostica generalmente antes de los 25 años. Se caracteriza por defectos en la secreción de insulina, se debe a mutaciones genéticas y se maneja de manera diferente a la diabetes tipo 1 o tipo 2.

81. ¿Qué son las células beta y cuál es su función en la diabetes?

Las células beta se encuentran en los islotes de Langerhans del páncreas y son responsables de producir insulina. En la diabetes tipo 1, estas células son destruidas por el sistema inmunológico, mientras que en la diabetes tipo 2, pueden no funcionar correctamente.

82. ¿Qué es un trasplante de células beta y cómo puede ayudar a las personas con diabetes tipo 1?

Un trasplante de células beta implica trasplantar células productoras de insulina en personas con diabetes tipo 1. Esta técnica experimental busca restaurar la capacidad del cuerpo para producir insulina.

83. ¿Qué es la glucotoxicidad y cómo afecta?

La glucotoxicidad se refiere al daño que los altos niveles de glucosa pueden causar a las células beta del páncreas y otros tejidos. Puede empeorar la producción de insulina y la progresión de la diabetes.

84. ¿Qué innovaciones recientes existen en el tratamiento de la diabetes?

Innovaciones recientes incluyen bombas de insulina con sistemas de monitoreo continuo de glucosa, páncreas artificiales, aplicaciones móviles y nuevos medicamentos orales e inyectables que ayudan a monitorear y gestionar los niveles de glucosa.

85. ¿Qué es una bomba de insulina y cómo funciona?

Una bomba de insulina es un dispositivo que administra insulina de manera continua a través de un pequeño catéter insertado bajo la piel. Permite un control más preciso y flexible de los niveles de glucosa en sangre.

86. ¿Qué son los sensores de glucosa continua y cómo funcionan?

Los sensores de glucosa continua (CGM) son dispositivos que monitorean constantemente los niveles de glucosa en el líquido intersticial. Proporcionan datos en tiempo real, lo que ayuda a las personas con diabetes a tomar decisiones informadas sobre su tratamiento.

87. ¿Qué es un recuento o conteo de carbohidratos y cómo ayuda?

El recuento de carbohidratos es una técnica de planificación de comidas que ayuda a las personas con diabetes a controlar su ingesta de carbohidratos. Al contar los gramos de carbohidratos y ajustar la insulina en consecuencia, se puede mantener un mejor control de la glucosa en sangre.

88. ¿Cuáles son los beneficios potenciales de las dietas bajas en carbohidratos?

Las dietas bajas en carbohidratos ayudan a controlar los niveles de glucosa en sangre, a mejorar la sensibilidad a la insulina y a facilitar la pérdida de peso.

89. ¿Qué son los análogos de insulina y cómo se diferencian de la insulina regular?

Los análogos de insulina son formas modificadas de insulina diseñadas para actuar más rápidamente o durante un período más largo que la insulina regular. Ofrecen mayor flexibilidad y control en el manejo de los niveles de glucosa.

90. ¿Cómo puede beneficiar la alimentación mediterránea?

La alimentación mediterránea, rica en frutas, verduras, legumbres, pescado y grasas saludables, ha demostrado mejorar el control de la glucosa en sangre y reducir el riesgo de complicaciones cardiovasculares en personas con diabetes.

91. ¿Qué es la acantosis nigricans y su relación con la diabetes?

La acantosis nigricans es una afección de la piel caracterizada por áreas oscuras y aterciopeladas, generalmente en cuello, axilas y pliegues del cuerpo. Está asociada con la resistencia a la insulina y puede ser un signo de prediabetes o diabetes tipo 2.

92. ¿Los niños pueden desarrollar diabetes?
Sí, los niños pueden desarrollar diabetes. La diabetes tipo 1 es más común en niños y adolescentes, mientras que la tipo 2 está aumentando entre los jóvenes debido a una alimentación insana y al aumento de la obesidad infantil.

93. ¿Cómo se diagnostica la diabetes tipo 1 en niños?
La diabetes tipo 1 en niños se diagnostica mediante análisis de sangre que miden los niveles de glucosa. Los síntomas pueden incluir sed excesiva, micción frecuente, fatiga y pérdida de peso inexplicable.

94. ¿Qué es un plan de manejo de la diabetes y qué debe incluir?
Un plan de manejo de la diabetes es un conjunto personalizado de estrategias para controlar la enfermedad, incluyendo un plan de comidas, un régimen de ejercicio, monitoreo de glucosa, y, si es necesario, suplementos, medicación o insulina.

95. ¿Qué es el monitoreo continuo de glucosa y cuáles son sus beneficios?
El monitoreo continuo de glucosa es una tecnología que proporciona lecturas frecuentes de los niveles de glucosa en sangre, ayudando a las personas con diabetes a mantener un control más preciso y a prevenir episodios de hipoglucemia e hiperglucemia.

96. ¿Qué papel juega la microbiota intestinal?
La microbiota intestinal puede influir en el metabolismo y la inflamación, afectando el riesgo de desarrollar resistencia a la insulina y diabetes tipo 2. La investigación en este campo está en curso para comprender mejor estas conexiones.

97. ¿Las frutas son seguras para las personas con diabetes?
Las frutas contienen azúcares naturales, pero también son ricas en fibra, vitaminas y minerales. Se pueden incluir en la dieta de una persona con diabetes, pero es importante controlar las porciones y optar por frutas con bajo índice

glucémico como, por ejemplo, las bayas y las manzanas.

98. ¿Cómo puede ayudar el fenogreco?
El fenogreco ayuda a reducir los niveles de glucosa en sangre y mejora la tolerancia a la glucosa. Sus semillas contienen fibra soluble que ralentiza la digestión y la absorción de carbohidratos.

99. ¿Cuál es la importancia de la hidratación?
Mantenerse bien hidratado es crucial para las personas con diabetes, ya que la deshidratación afecta negativamente el control del azúcar en sangre. Beber suficiente agua ayuda a mantener niveles de glucosa más estables.

100. ¿Cómo se puede manejar durante situaciones de enfermedad?
Durante una enfermedad, es importante monitorear más frecuentemente los niveles de glucosa, ajustar la medicación según sea necesario y mantenerse bien hidratado para manejar la diabetes de manera efectiva.

101. ¿El ginseng es efectivo para controlarla?
El ginseng ha sido estudiado por su capacidad para mejorar la regulación del azúcar en sangre y aumentar la sensibilidad a la insulina. Aunque muestra potencial, se debe usar con precaución y bajo supervisión médica.

102. ¿Cómo se relacionan la diabetes y el colesterol?
Las personas con diabetes tienden a tener niveles más altos de colesterol LDL ("malo") y triglicéridos, y niveles más bajos de colesterol HDL ("bueno"). Esto aumenta el riesgo de enfermedad cardiovascular.

103. ¿Cómo afecta a la circulación sanguínea?
La diabetes puede dañar los vasos sanguíneos y nervios, lo que reduce la circulación sanguínea. Esto puede llevar a complicaciones como problemas en los pies y enfermedad arterial periférica.

104. ¿Qué son los inhibidores de SGLT2 y cómo ayudan en el tratamiento de?

Los inhibidores de SGLT2 son una clase de medicamentos que ayudan a reducir los niveles de glucosa en sangre al aumentar su excreción en la orina. También pueden tener beneficios adicionales para la salud cardiovascular y renal.

105. ¿Es seguro combinar tratamientos herbales con fármacos?

No siempre es seguro combinar tratamientos herbales con medicamentos para la diabetes, ya que algunas hierbas pueden interactuar con los medicamentos y alterar sus efectos. Es esencial consultar a un médico antes de combinar tratamientos.

106. ¿Cómo puede afectar al sistema nervioso autónomo?

La diabetes puede dañar el sistema nervioso autónomo, que controla funciones involuntarias del cuerpo como la presión arterial, la digestión y la frecuencia cardíaca, lo que puede llevar a complicaciones como la gastroparesia y la hipotensión ortostática.

107. ¿Qué es la gastroparesia diabética y cómo afecta la digestión?

La gastroparesia diabética es un trastorno en el que el estómago se vacía lentamente debido a daño en los nervios, lo que afecta la digestión y el control de la glucosa en sangre.

108. ¿Qué papel juega la insulina basal en el tratamiento?

La insulina basal es una insulina de acción prolongada que ayuda a mantener niveles estables de glucosa en sangre entre comidas y durante la noche en personas con diabetes.

109. ¿Qué papel juega la vitamina D?

La vitamina D puede influir en la sensibilidad a la insulina y la función de las células beta del páncreas. Algunos estudios concluyen que niveles adecuados de vitamina D ayudan a mejorar el control de la glucosa.

110. ¿La canela ayuda a reducir los niveles de azúcar en sangre?

Algunos estudios científicos concluyen que la canela puede

mejorar la sensibilidad a la insulina y reducir los niveles de glucosa en sangre. Sin embargo, es importante consultar con un médico si se está bajo tratamiento farmacológico.

111. ¿Cómo pueden los cambios hormonales durante la pubertad afectar el manejo de la diabetes en adolescentes?
Los cambios hormonales durante la pubertad pueden aumentar la resistencia a la insulina, lo que puede dificultar el control de la glucosa en adolescentes con diabetes.

112. ¿Qué es la microalbuminuria y qué indica en personas con diabetes?
La microalbuminuria es la presencia de pequeñas cantidades de albúmina en la orina y puede ser un signo temprano de daño renal en personas con diabetes. La detección y tratamiento tempranos son cruciales para prevenir la progresión de la enfermedad renal.

113. ¿Cómo afecta a la cicatrización de heridas?
La diabetes puede retardar la cicatrización de heridas debido a la mala circulación, el daño nervioso y la disminución de la función inmunológica, lo que aumenta el riesgo de úlceras y otras complicaciones.

114. ¿Cuál es el efecto del neem?
El neem ha sido utilizado en la medicina tradicional para controlar el azúcar en sangre. Estudios científicos confirman efectos hipoglucemiantes.

115. ¿Cómo puede afectar a la salud ósea?
La diabetes puede aumentar el riesgo de osteoporosis y fracturas óseas debido a la alteración en el metabolismo del calcio, la inflamación crónica y el daño microvascular.

116. ¿Qué son los análogos de GLP-1 y cómo ayudan en el tratamiento de la diabetes tipo 2?
Los análogos de GLP-1 son medicamentos que imitan la acción de la hormona GLP-1, ayudando a mejorar la secreción de insulina, reducir la glucosa en sangre y promover la pérdida de peso en personas con diabetes tipo 2.

117. ¿Puede afectar la audición?
Sí, la diabetes puede aumentar el riesgo de pérdida auditiva debido al daño en los vasos sanguíneos y nervios del oído interno.

118. ¿Qué es la lipodistrofia relacionada con la insulina?
La lipodistrofia es una condición que puede ocurrir en personas que usan insulina, caracterizada por cambios en la distribución de la grasa corporal en los sitios de inyección de insulina repetida, y puede afectar la absorción de insulina.

119. ¿Cuáles son los efectos en la piel?
La diabetes puede provocar problemas en la piel, como infecciones, picazón, y condiciones como la dermopatía diabética y la necrobiosis lipoídica.

120. ¿Qué es la dermopatía diabética y cómo se manifiesta en la piel?
La dermopatía diabética es una afección cutánea común en personas con diabetes que se caracteriza por la aparición de manchas marrones o rojizas en la piel, generalmente en las piernas, y se asocia con cambios en los pequeños vasos sanguíneos.

121. ¿Cómo afecta a la función cognitiva?
La diabetes, especialmente si no se controla bien, puede aumentar el riesgo de deterioro cognitivo y demencia debido a los efectos del alto nivel de glucosa en el cerebro.

122. ¿Qué es el fenómeno de Somogyi?
El fenómeno de Somogyi es un rebote hiperglucémico que ocurre después de un episodio de hipoglucemia nocturna, debido a la liberación de hormonas contrarreguladoras que elevan los niveles de glucosa en sangre.

123. ¿Cómo puede influir en la salud sexual?
La diabetes puede causar disfunción eréctil en hombres y problemas de excitación y lubricación en mujeres debido al daño nervioso y a la mala circulación sanguínea.

124. ¿Qué es la carga glucémica y cómo se relaciona con

la dieta para la diabetes?

La carga glucémica es una medida que tiene en cuenta tanto la calidad como la cantidad de carbohidratos en los alimentos y su impacto en los niveles de glucosa en sangre, siendo útil para planificar una dieta adecuada para la diabetes.

125. ¿Cómo afecta a la absorción de nutrientes?

La diabetes puede alterar la motilidad gastrointestinal y la función del intestino, afectando la absorción de ciertos nutrientes, especialmente si hay neuropatía autonómica.

126. ¿Cómo puede influir en el riesgo de infecciones?

Las personas con diabetes tienen un mayor riesgo de infecciones debido a la alteración de la respuesta inmunitaria, la mala circulación, y los altos niveles de glucosa que pueden favorecer el crecimiento bacteriano.

127. ¿Cómo afecta a la salud del corazón?

La diabetes puede aumentar el riesgo de enfermedades cardíacas debido al daño a los vasos sanguíneos, el aumento del colesterol y la presión arterial alta.

128. ¿Puede influir en la aparición de enfermedades autoinmunes?

La diabetes tipo 1 en particular, está asociada con un mayor riesgo de desarrollar otras enfermedades autoinmunes, como la enfermedad celíaca y la tiroiditis autoinmune.

129. ¿El omega-3 es beneficioso?

Los ácidos grasos omega-3, presentes en el pescado graso y algunos suplementos, pueden ayudar a reducir la inflamación y mejorar la salud cardiovascular, que es especialmente importante para personas con diabetes, debido al mayor riesgo de enfermedades cardíacas.

130. ¿Qué es la diabetes insípida y cómo se diferencia de la diabetes mellitus?

La diabetes insípida es una condición caracterizada por la producción de grandes cantidades de orina diluida y sed excesiva, causada por problemas en la producción o acción de la hormona vasopresina, y no está relacionada con el control de la glucosa.

131. ¿Qué es el índice de masa corporal (IMC) y su relación con la diabetes?
El IMC es una medida de la grasa corporal basada en el peso y la altura. Un IMC alto, especialmente obesidad, está estrechamente relacionado con un mayor riesgo de desarrollar diabetes tipo 2.

132. ¿Qué es el fenómeno del alba?
El fenómeno del alba se refiere a un aumento natural de la glucosa en sangre que ocurre en las primeras horas de la mañana, debido a cambios hormonales, y puede requerir ajustes en el manejo de la diabetes.

133. ¿Qué es la neuropatía autonómica y cómo se manifiesta?
La neuropatía autonómica afecta los nervios que controlan funciones involuntarias del cuerpo, como la digestión y la presión arterial, y es una complicación de la diabetes que puede causar problemas digestivos, cardiovasculares y otras disfunciones.

134. ¿Cómo se relaciona con el riesgo de cáncer?
La diabetes, especialmente la tipo 2, ha sido asociada con un mayor riesgo de ciertos tipos de cáncer, posiblemente debido a factores como la resistencia a la insulina, la inflamación crónica y los niveles elevados de glucosa.

PLAN PRACTICO RECOMENDADO

El manejo de la diabetes, sin importar su tipo, requiere de un enfoque global que trascienda el control de los niveles de glucosa en sangre. También implica incorporar hábitos saludables, cuidar todos los aspectos de tu bienestar y priorizar tu calidad de vida. Si este es tu caso, quiero acompañarte en cada paso. Aquí tienes un recorrido completo con acciones prácticas para gestionar la diabetes de manera óptima y positiva. ¡Manos a la obra!

- **Conoce el origen de tu diabetes**: El primer paso es comprender qué está causando tu diabetes y, si es posible, abordar o minimizar los factores desencadenantes. Este autoconocimiento es clave para tomar medidas preventivas o correctivas. Si quieres profundizar, consulta el capítulo "La diabetes", especialmente en las secciones "Causas" y "Disminución de los síntomas y prevención".

- **La alimentación: tu mejor aliada**: Lo que comes marca una gran diferencia en el manejo de la diabetes. Hay alimentos que aportan beneficios y otros que pueden dificultar el control de la enfermedad. En los capítulos "Alimentos que transforman" y "Jugos, Zumos y Batidos", encontrarás información práctica y detallada, además de más de 100 recetas de menús diarios diseñadas específicamente para ti. Con estos recursos podrás disfrutar de comidas deliciosas y saludables, junto con una amplia variedad de jugos y batidos especialmente elaborados para cuidar tus niveles de azúcar en sangre.

- **Haz del ejercicio un hábito esencial**: El movimiento es vida, y en la diabetes, ¡es aún más importante! Realizar ejercicio regularmente no solo te ayuda a mantener un peso saludable, sino que también mejora la sensibilidad de tu cuerpo a la insulina. Intenta lograr al menos 150 minutos semanales de actividad física moderada, como caminar, bailar, nadar o andar en bicicleta. Además, incluir ejercicios de fuerza puede potenciar aún más los beneficios, mejorando tu capacidad para regular la glucosa. ¡No olvides que moverte puede ser divertido y motivador!

▸ **Apoyo con suplementos y fitoterapia**: Existen suplementos nutricionales que pueden acelerar el proceso de regulación de glucosa en tu cuerpo. Asimismo, puedes explorar el mundo de la fitoterapia, donde ciertas plantas medicinales pueden complementar tu tratamiento y ofrecer apoyo natural. Descubre estas opciones en el capítulo "Plantas medicinales".

▸ **Control del peso y su impacto**: Mantener un peso saludable es otro pilar fundamental. Al hacerlo, podrás mejorar significativamente tu sensibilidad a la insulina y favorecer un control más estable de tus niveles de glucosa. ¡Pequeños avances diarios pueden marcar una gran diferencia!

▸ **Estrés bajo control**: El estrés puede ser uno de los mayores obstáculos en el manejo de la diabetes, ya que impacta directamente los niveles de glucosa en sangre. Practicar técnicas de manejo del estrés, como meditación, mindfulness, respiración profunda, yoga o tai chi, puede ayudarte a mejorar tu bienestar emocional y físico. Si sientes que necesitas apoyo, considera buscar acompañamiento psicológico: cuidar tu mente es parte clave del tratamiento.

▸ **El poder de un buen descanso**: Dormir lo suficiente no solo te hará sentir más energética/o, sino que también influye enormemente en el control de la glucosa. La falta de sueño puede desestabilizar tus niveles de azúcar, así que establece una rutina de sueño consistente y prioriza tu descanso.

▸ **Consulta sobre tus medicamentos**: Si estás tomando fármacos (para la diabetes o cualquier otra dolencia o enfermedad) y notas síntomas nuevos o empeoramiento de los existentes, no dudes en hablar con tu médico. Un ajuste en la dosis o un cambio de tratamiento puede ser necesario para mejorar tu bienestar general. Nunca reduzcas ni modifiques tus medicamentos sin supervisión profesional.

▸ **Monitoreo regular de la glucosa:** La auto-monitorización es una herramienta valiosa para entender cómo responde tu cuerpo a distintos alimentos, actividad física, suplementos o plantas medicinales. Ve de la mano con tu médico para establecer la frecuencia del monitoreo y lleva un diario para registrar los resultados. Con esto, podrás tomar decisiones más informadas sobre tu tratamiento.

Y si existen otros problemas de salud...

Si, además de la diabetes, lidias con insomnio, ansiedad u otras condiciones como artritis, hipertensión o gastritis, quizás encuentres útiles las recomendaciones que comparto en mis libros. Cada uno está diseñado para ofrecerte estrategias prácticas con alimentos, suplementos y plantas medicinales para ayudarte a mejorar tu bienestar. Aquí tienes algunos títulos que quizá podrían interesarte:

- **Ansiedad.** Alimentos, Suplementos y Plantas Medicinales
- **Artritis.** Alimentos, Suplementos y Plantas Medicinales
- **Artrosis.** Alimentos, Suplementos y Plantas Medicinales
- **Colesterol.** Alimentos, Suplementos y Plantas Medicinales
- **Fibromialgia.** Alimentos, Suplementos y Plantas Medicinales
- **Gastritis.** Alimentos, Suplementos y Plantas Medicinales
- **Hipertensión.** Alimentos, Suplementos y Plantas Medicinales
- **Insomnio.** Alimentos, Suplementos y Plantas Medicinales
- **Reflujo.** Alimentos, Suplementos y Plantas Medicinales
- **Varices.** Alimentos, Suplementos y Plantas Medicinales

Recuerda que gestionar la diabetes es un proceso continuo de aprendizaje y ajustes. ¡Cada paso que das, por pequeño que parezca, es un gran avance hacia una vida saludable y equilibrada!

SUPLEMENTOS NUTRICIONALES

En el camino hacia la mejora de nuestra salud y calidad de vida, los suplementos nutricionales han pasado a ser un recurso cada vez más relevante. Estos productos, disponibles en una amplia variedad de formatos –como tabletas, cápsulas, polvos o líquidos fáciles de consumir–, están concebidos para complementar la alimentación diaria mediante el aporte de nutrientes esenciales que, en muchas ocasiones, son difíciles de alcanzar solo a través de los alimentos habituales. Entre sus componentes destacan las vitaminas, minerales, aminoácidos, antioxidantes y otros compuestos bioactivos, todos ellos en proporciones específicas que permiten cubrir incluso las necesidades más exigentes. Esto resulta especialmente útil en casos de dietas restrictivas, desequilibrios alimenticios o cuando el cuerpo necesita un apoyo adicional debido a demandas fisiológicas aumentadas.

Además, la utilidad de los suplementos supera su función como complemento nutricional, abarcando una amplia gama de beneficios adaptados a diferentes necesidades. Desde mejorar el rendimiento físico y aumentar los niveles de energía, hasta facilitar el día a día de quienes llevan vidas aceleradas, ofrecen soluciones prácticas y eficaces. Su importancia se acentúa en situaciones de salud más delicadas, como enfermedades, dolencias específicas o condiciones crónicas; en estos casos, además de reforzar la dieta, los suplementos pueden desempeñar un papel activo ayudando al cuerpo a recuperar funciones alteradas, aliviar ciertos síntomas y apoyar procesos de recuperación más complejos.

Saber cómo incorporar estos suplementos de manera adecuada es esencial para integrarlos eficazmente en un enfoque global de cuidado personal y terapéutico. Esto supone valorar sus beneficios desde una perspectiva científica respaldada por evidencia y, en caso necesario, bajo la orientación de un profesional de la salud. Utilizados con conocimiento y criterio, los suplementos pueden convertirse en herramientas clave para transformar tu bienestar de forma gradual, sostenible y significativa. Recuerda que cada pequeño paso encaminado al cuidado de tu cuerpo es un avance hacia sentirte mejor, con más energía y fuerza para afrontar el día a día. ¡Atrévete a dar ese paso hacia un cambio positivo!

Precauciones esenciales

Es crucial entender que los suplementos pueden tener efectos secundarios, contraindicaciones e interacciones con fármacos. Por ello, asegúrate de leer detenidamente los efectos adversos señalados al final de este capítulo. Además, considera tu estado de salud en general y evita cualquier suplemento que pueda interferir con los fármacos que estés tomando o con otros problemas de salud que ya tengas.

Información importante sobre el uso de suplementos

La diabetes es una condición que exige un manejo integral y constante para mantener los niveles de glucosa en sangre dentro de parámetros saludables. Aunque ciertos suplementos y productos naturales pueden contribuir positivamente al bienestar de las personas con diabetes, su uso debe ser siempre considerado con responsabilidad.

A continuación, exploraremos los aspectos clave que debes tener en cuenta antes de incorporar suplementos en tu plan de gestión de la diabetes:

▸ **Consulta con tu médico**: Antes de incorporar cualquier suplemento a tu régimen de tratamiento, es importante consultar con un médico. Ellos pueden evaluar los beneficios y riesgos potenciales, considerando tu estado de salud general y el tratamiento farmacológico actual.

▸ **Monitoreo constante de glucosa**: Los suplementos que veremos a continuación afectan los niveles de glucosa en sangre. Es esencial monitorear regularmente tus niveles de glucosa para detectar cualquier cambio y responder adecuadamente.

‣ **Ajuste de medicación por tu especialista médico**: Los suplementos que se expondrán a continuación tienen un efecto hipoglucemiante y suelen potenciar la acción de los medicamentos antidiabéticos, lo cual puede requerir un ajuste en las dosis. Tu médico puede necesitar modificar tu tratamiento o ajustar las dosis para evitar episodios de hipoglucemia.

‣ **Efectos secundarios y reacciones adversas**: Algunos suplementos podrían causar efectos secundarios en algunas personas o interactuar medicamentos. Descarta aquellos que no debas utilizar debido a tus condiciones de salud o tratamientos médicos.

Suplementos nutricionales y diabetes

Manejar la diabetes de manera efectiva implica adoptar un enfoque equilibrado que integre una alimentación adecuada, actividad física regular y seguir el tratamiento médico recomendado. Sin embargo, muchas personas también consideran que los suplementos nutricionales pueden ser un apoyo adicional valioso dentro de su plan de control integral. Estos suplementos pueden contribuir a mejorar la sensibilidad a la insulina, estabilizar los niveles de glucosa en sangre y ofrecer beneficios adicionales para la salud metabólica en general.

Dicho esto, aunque los suplementos pueden ser un recurso útil, es fundamental usarlos con responsabilidad. Su efectividad y seguridad varían de una persona a otra, y su uso debe estar siempre respaldado por la guía de un profesional de la salud.

En esta sección, analizaremos algunos de los suplementos más destacados y frecuentemente utilizados para la diabetes. Se presentan en orden alfabético, con información sobre sus beneficios, dosis recomendadas, posología, el tiempo estimado para notar sus efectos y la duración máxima de uso seguro. Los suplementos son los siguientes: **ácido alfa lipoico, berberina, canela, cromo, fenogreco, gimnema, ginseng, magnesio, omega-3, vitamina D y zinc**.

A lo largo de este apartado, encontrarás datos clave que facilitarán un uso responsable y eficaz de estos suplementos, ayudándote a construir un enfoque holístico en el cuidado de tu diabetes. ¡Profundicemos en cada uno de ellos juntos para entender cómo pueden marcar una diferencia positiva en tu bienestar!

Acido alfa-lipoico

El ácido alfa lipoico (AAL) es un antioxidante potente que se encuentra de forma natural en el cuerpo y también se obtiene a través de alimentos y suplementos. Es conocido por su capacidad para mejorar la sensibilidad a la insulina y reducir el estrés oxidativo, lo que lo hace particular interesante para las personas con diabetes. A continuación, se detallan los beneficios y consideraciones sobre su uso.

Beneficios para la diabetes

▸ Mejora de la sensibilidad a la insulina: El AAL ayuda a las células a utilizar la glucosa de manera más eficiente, lo cual mejora la sensibilidad a la insulina y ayuda a controlar los niveles de azúcar en sangre.

▸ Reducción del estrés oxidativo: Al ser un potente antioxidante, el AAL combate el daño causado por los radicales libres, que es más prevalente en personas con diabetes y contribuye al desarrollo de complicaciones.

▸ Alivio de la neuropatía diabética: El AAL se ha estudiado por su capacidad para aliviar los síntomas de la neuropatía diabética, una complicación común de la diabetes que causa dolor y entumecimiento en las extremidades.

▸ Protección cardiovascular: Al reducir el estrés oxidativo y mejorar la función endotelial, el AAL ayuda a proteger contra enfermedades cardiovasculares, un riesgo elevado en personas con diabetes.

Dosis recomendada
La dosis de ácido alfa lipoico puede variar según el propósito del tratamiento. Para la diabetes y la neuropatía diabética, las dosis utilizadas en estudios científicos suelen oscilar entre 300

mg a 600 mg al día. Sin embargo, es importante no exceder la dosis recomendada sin la supervisión de un profesional de la salud, ya que dosis más altas no siempre equivalen a mejores resultados y pueden incrementar el riesgo de efectos adversos.

Posología

La administración del ácido alfa lipoico puede ser flexible, pero hay algunas recomendaciones generales:

Frecuencia: Se puede dividir la dosis diaria en dos o tres tomas para mantener niveles estables en el organismo.

Horario: Se puede tomar en la mañana y en la tarde. Algunas personas prefieren tomarlo en la noche, especialmente si se utiliza para la neuropatía.

Aunque el AAL se absorbe mejor en ayunas, algunas personas prefieren tomarlo con alimentos para minimizar cualquier molestia gastrointestinal.

Tiempo de inicio de acción medio

El tiempo de inicio de acción puede variar según la persona. Sin embargo, muchas personas comienzan a notar sus efectos antioxidantes y mejoras en la sensibilidad a la insulina y los síntomas de la neuropatía en unas pocas semanas de uso regular. Es importante ser consistente con la suplementación para evaluar su eficacia.

Tiempo máximo de uso continuado

No hay un consenso estricto sobre el tiempo máximo de uso continuado del ácido alfa lipoico, pero generalmente se considera seguro para el uso a largo plazo bajo la supervisión de un médico. Sin embargo, es recomendable realizar evaluaciones periódicas para determinar su efectividad y seguridad continuada, especialmente si se utiliza en conjunto con otros tratamientos para la diabetes.

Berberina

La berberina es un compuesto bioactivo que se encuentra en varias plantas, como el agracejo, el sello de oro y la coptis. Ha sido utilizada en la medicina tradicional china y ayurvédica por sus propiedades terapéuticas. En los últimos años, ha ganado popularidad por sus beneficios en el manejo de la diabetes debido a su capacidad para regular el metabolismo de la glucosa y mejorar la sensibilidad a la insulina.

Beneficios para la diabetes

‣ Regulación de la glucosa en sangre: Reduce los niveles de glucosa en sangre al mejorar la sensibilidad a la insulina y disminuir la producción de glucosa en el hígado.

‣ Mejora del perfil lipídico: Además de su efecto sobre la glucosa, ayuda a reducir los niveles de colesterol LDL y triglicéridos, lo que es beneficioso para la salud cardiovascular en personas con diabetes.

‣ Aumento de la sensibilidad a la insulina: Actúa sobre la proteína quinasa activada por AMP (AMPK), una enzima que desempeña un papel crucial en el metabolismo energético, mejorando así la captación de glucosa por las células.

‣ Propiedades antiinflamatorias y antioxidantes: También posee propiedades que reducen el estrés oxidativo y la inflamación, condiciones comúnmente asociadas con la diabetes.

Dosis recomendada

La dosis de berberina que se utiliza para el manejo de la diabetes generalmente oscila entre 900 mg a 1.500 mg al día, dividida en varias tomas. La dosis máxima recomendada puede llegar hasta 2.000 mg al día, pero esto debe realizarse bajo la supervisión de un profesional de la salud para minimizar el riesgo de efectos secundarios.

Posología

La berberina se debe tomar repartida en varias dosis a lo largo del día para maximizar su absorción y eficacia:

Frecuencia: Es común dividir la dosis diaria en dos o tres tomas, por ejemplo, 500 mg tres veces al día.

Horario: Se recomienda tomar con las comidas para mejorar su absorción y reducir el riesgo de efectos gastrointestinales adversos. Tomarla antes de las comidas ayuda a controlar los picos de glucosa postprandial (el nivel de glucosa en la sangre que se mide después de haber comido).

Tiempo de inicio de acción medio
Muchos estudios científicos y reportes concluyen que los efectos sobre la glucosa en sangre suelen comenzar a observarse en unas pocas semanas de uso regular. Es importante tener en cuenta que la respuesta puede ser individual y que la consistencia en la administración es clave para evaluar su efectividad.

Tiempo máximo de uso continuado
La berberina es generalmente segura para el uso a largo plazo cuando se toma en las dosis recomendadas. No obstante, debido a la falta de estudios extensivos a largo plazo, es aconsejable que las personas que la utilizan para el manejo de la diabetes lo hagan bajo la supervisión de un profesional de la salud.

Canela

La canela es una especia conocida por sus propiedades culinarias y medicinales. En los últimos años, ha ganado atención por su potencial para ayudar en el manejo de la diabetes.

Beneficios para la diabetes
▸ Reducción de los niveles de glucosa en sangre: Varios estudios científicos concluyen que ayuda a reducir los niveles de glucosa en sangre en ayunas. Esto se debe a su capacidad para mejorar la sensibilidad a la insulina, lo que permite que las células utilicen mejor la glucosa.

▸ Mejora de la sensibilidad a la insulina: Actúa como un modulador de la insulina, mejorando su eficacia y ayudando a las células a absorber la glucosa de manera más eficiente.

▸ Propiedades antioxidantes: Contiene compuestos antioxidantes que reducen el estrés oxidativo, una condición que está frecuentemente asociada con la diabetes.

- Efectos antiinflamatorios: La inflamación crónica es un factor común en la diabetes tipo 2, y la canela ayuda a reducirla gracias a sus propiedades antiinflamatorias.

- Mejora del perfil lipídico: Algunos estudios han mostrado que ayuda a reducir los niveles de colesterol LDL y triglicéridos, lo cual es beneficioso para la salud cardiovascular de los diabéticos.

Dosis recomendada

La dosis de canela utilizada en estudios científicos varía, pero generalmente se recomienda una dosis de 1 a 6 gramos al día. Es importante evitar el consumo excesivo, ya que altas dosis pueden ser tóxicas debido a la presencia de cumarina, especialmente en la canela Cassia. La canela de Ceilán tiene menores niveles de cumarina y puede ser una opción más segura.

Posología

Frecuencia: Se recomienda dividir la dosis diaria en dos o tres tomas.

Horario: Tomarla con las comidas es beneficioso para controlar los picos de glucosa postprandial (el nivel de glucosa en la sangre que se mide después de comer). Puede ser añadida a alimentos, bebidas o tomada en forma de suplemento.

Forma de consumo: Puede consumirse en polvo, en rama, o en cápsulas como suplemento.

Tiempo de inicio de acción medio

El tiempo de inicio de acción puede variar entre diferentes personas. Algunos estudios indican que los efectos sobre la glucosa en sangre suelen comenzar a observarse después de varias semanas de uso regular. La respuesta puede depender de factores como la dieta, el nivel de actividad física y la severidad de la resistencia a la insulina.

Tiempo máximo de uso continuado

La canela es generalmente segura para el uso a largo plazo cuando se consume en las dosis recomendadas. Sin embargo, debido a la falta de estudios a largo plazo, se recomienda que las personas que utilizan canela para el manejo de la diabetes lo hagan bajo la supervisión de un profesional de la salud.

Cromo

El cromo es un mineral esencial que desempeña un papel importante en el metabolismo de los carbohidratos, las grasas y las proteínas. Su forma más estudiada en el contexto de la diabetes es el picolinato de cromo. Se ha investigado su potencial para mejorar la sensibilidad a la insulina y ayudar en el control de la glucosa en sangre.

Beneficios para la diabetes
▸ Mejora de la sensibilidad a la insulina: El cromo es conocido por potenciar la acción de la insulina, lo cual ayuda a mejorar la absorción de glucosa por las células y reducir los niveles de glucosa en sangre.

▸ Control de la glucosa en sangre: Algunos estudios científicos han mostrado que la suplementación con cromo ayuda a reducir los niveles de glucosa en sangre en ayunas y mejora el control glucémico general en personas con diabetes.

▸ Regulación del metabolismo: Desempeña un papel en el metabolismo de macronutrientes, ayudando a regular los niveles de azúcar en sangre y contribuyendo al control del peso, lo cual es crucial para el manejo de la diabetes.

▸ Reducción del colesterol: Algunos estudios concluyen que tiene un efecto positivo sobre los niveles de colesterol, lo que es beneficioso para la salud cardiovascular en diabéticos.

Dosis recomendada
La dosis puede variar según la preparación y la concentración del suplemento. Sin embargo, las dosis comúnmente estudiadas en la investigación sobre la diabetes oscilan entre 200 a 1000 microgramos (mcg) al día de picolinato de cromo. Es importante no exceder la dosis recomendada.

Posología
Frecuencia: Generalmente se toma una o dos veces al día.

Horario: Puede tomarse con las comidas para mejorar su absorción y minimizar el riesgo de malestar estomacal.

Forma de consumo: Está disponible en forma de cápsulas, tabletas o como parte de multivitamínicos.

Tiempo de inicio de acción medio

El tiempo de inicio de acción en la mejora de la sensibilidad a la insulina y el control de la glucosa puede variar. Algunas personas pueden notar cambios en la glucosa en sangre después de varias semanas a meses de uso regular. La respuesta al cromo puede depender de factores individuales, incluidos la dieta, el nivel de actividad física y el grado de resistencia a la insulina.

Tiempo máximo de uso continuado

El cromo se considera generalmente seguro para el uso a largo plazo cuando se toma en las dosis recomendadas. Sin embargo, debido a la variabilidad en la respuesta individual y la falta de estudios a muy largo plazo, se aconseja que las personas que toman suplementos de cromo lo hagan bajo la supervisión de un profesional de la salud.

Fenogreco

El fenogreco es una planta medicinal que ha sido utilizada durante siglos en diversas culturas para tratar una variedad de condiciones de salud, incluyendo la diabetes. Las semillas de fenogreco son ricas en fibra soluble, compuestos bioactivos y galactomananos, que ayudan a mejorar el control de la glucosa en sangre y la resistencia a la insulina.

Beneficios para la diabetes

▸ Mejora del control de la glucosa en sangre: Ayuda a reducir los niveles de glucosa en sangre, especialmente después de las comidas, debido a su alto contenido en fibra soluble, que ralentiza la absorción de carbohidratos en el intestino.

▸ Aumento de la sensibilidad a la insulina: Algunos estudios científicos concluyen que mejora la sensibilidad a la insulina, lo cual es beneficioso para las personas con diabetes que presentan resistencia a la insulina.

▸ Reducción del colesterol y triglicéridos: Además de sus efectos sobre la glucosa, ayuda a mejorar el perfil lipídico, reduciendo los niveles de colesterol LDL y triglicéridos, lo que es beneficioso para la salud cardiovascular.

▸ Propiedades antioxidantes y antiinflamatorias: Los compuestos antioxidantes presentes ayudan a reducir el estrés oxidativo y la inflamación, condiciones que frecuentemente acompañan a la diabetes.

Dosis recomendada
La dosis puede variar según la preparación y el objetivo del tratamiento. Sin embargo, las dosis comúnmente recomendadas para el manejo de la diabetes oscilan entre 5 a 25 gramos de semillas al día o de 500 a 1.000 miligramos de extracto de fenogreco al día. Es importante no exceder estas dosis para evitar posibles efectos secundarios.

Posología
Frecuencia: Puede tomarse una o varias veces al día.
Horario: Se recomienda tomarlo con las comidas para maximizar sus beneficios sobre el control de la glucosa postprandial (el nivel de glucosa en la sangre que se mide después de haber comido).
Forma de consumo: El fenogreco está disponible en forma de semillas enteras, polvo, cápsulas o extracto líquido. Las semillas pueden ser remojadas en agua y consumidas directamente o mezcladas en alimentos.

Tiempo de inicio de acción medio
El tiempo de inicio de acción del fenogreco puede variar entre diferentes personas. Algunos estudios concluyen que los efectos sobre la glucosa en sangre pueden comenzar a observarse después de varias semanas de uso regular. La respuesta puede depender de factores como la dieta, el nivel de actividad física y el grado de resistencia a la insulina.

Tiempo máximo de uso continuado
El fenogreco es generalmente seguro para el uso a largo plazo

cuando se consume en las dosis recomendadas. Sin embargo, debido a la falta de estudios a muy largo plazo, se recomienda que las personas que lo utilizan para el manejo de la diabetes lo hagan bajo la supervisión de un profesional de la salud.

Gimnema

La gimnema (Gymnema sylvestre) es una planta originaria de la India que ha sido utilizada en la medicina tradicional durante siglos, especialmente en el manejo de la diabetes. Sus hojas contienen compuestos bioactivos, como el ácido gimnémico, que se ha demostrado que ayudan a regular los niveles de azúcar en sangre y mejorar la sensibilidad a la insulina.

Beneficios para la diabetes
‣ Reducción de los niveles de azúcar en sangre: La gimnema ayuda a disminuir los niveles de glucosa en sangre, especialmente después de las comidas, al interferir con la absorción de azúcar en el intestino.

‣ Mejora de la sensibilidad a la insulina: Contribuye a mejorar la sensibilidad de las células a la insulina, facilitando así la utilización de la glucosa en el cuerpo y ayudando a mantener los niveles de azúcar en sangre dentro de un rango saludable.

‣ Disminución del deseo de azúcar: La gimnema reduce el anhelo por alimentos dulces, lo que es particularmente beneficioso para las personas con diabetes que luchan con los antojos de azúcar.

‣ Propiedades antioxidantes: Sus compuestos también poseen propiedades antioxidantes, que ayudan a reducir el estrés oxidativo, un factor que puede complicar la diabetes y contribuir a la aparición de complicaciones.

Dosis recomendada
La dosis puede variar dependiendo de la forma y concentración del suplemento. Generalmente, se recomienda una dosis diaria de entre 200 a 400 miligramos de extracto estandarizado de gimnema que contenga al menos un 25% de

ácido gimnémico.

Posología
Frecuencia: La gimnema suele tomarse una o dos veces al día.

Horario: Se recomienda tomar la primera dosis en ayunas por la mañana para maximizar la absorción, y una segunda dosis antes del almuerzo o la cena.

Forma de consumo: Está disponible en forma de cápsulas, tabletas, extractos líquidos o en polvo para preparar infusiones.

Tiempo de inicio de acción medio
Los efectos sobre los niveles de glucosa en sangre y la sensibilidad a la insulina pueden comenzar a notarse entre 1 y 2 semanas después de iniciar el tratamiento. Sin embargo, para obtener resultados óptimos es recomendable un uso continuado y un monitoreo regular de los niveles de glucosa.

Tiempo máximo de uso continuado
Se recomienda un uso continuado de hasta 3 meses, seguido de un descanso de al menos 1 mes. Este periodo de descanso es importante para que el cuerpo se adapte y evitar la desensibilización a los efectos de la gimnema.

Ginseng

El ginseng es una planta que ha sido utilizada en la medicina tradicional asiática durante miles de años. Existen varias especies de ginseng, siendo el ginseng asiático (Panax ginseng) y el ginseng americano (Panax quinquefolius) las más estudiadas en relación con la diabetes. El ginseng contiene ginsenósidos, que son compuestos bioactivos responsables de sus beneficios para la salud, incluyendo el manejo de la diabetes.

Beneficios para la diabetes
▸ Mejora de la sensibilidad a la insulina: Ayuda a mejorar la sensibilidad a la insulina, lo que permite una mejor utilización de la glucosa por las células y reduce los niveles de azúcar en sangre.

▸ Reducción de los niveles de glucosa en sangre: Algunos

estudios científicos han demostrado que el ginseng ayuda a disminuir los niveles de glucosa en sangre en ayunas, así como mejorar el control glucémico general en personas con diabetes.

‣ Propiedades antiinflamatorias y antioxidantes: Los ginsenósidos poseen propiedades antiinflamatorias y antioxidantes, que ayudan a reducir el estrés oxidativo y la inflamación, factores que a menudo complican la diabetes.

‣ Mejora del perfil lipídico: También contribuye a mejorar el perfil lipídico, reduciendo los niveles de colesterol LDL y triglicéridos, lo cual es beneficioso para la salud cardiovascular en personas con diabetes.

Dosis recomendada
La dosis puede variar dependiendo de la forma y concentración del suplemento. Generalmente, las dosis recomendadas para el manejo de la diabetes oscilan entre 200 a 400 miligramos de extracto estandarizado al día. Es importante adherirse a las dosis recomendadas.

Posología
Frecuencia: El ginseng suele tomarse una o dos veces al día.
Horario: Puede tomarse en la mañana y/o al mediodía para evitar posibles problemas de insomnio, ya que puede tener un efecto estimulante.
Forma de consumo: Está disponible en forma de cápsulas, tabletas, extractos líquidos, o como raíz seca para preparar infusiones.

Tiempo de inicio de acción medio
Se suele comenzar a notar mejoras en los niveles de glucosa en sangre y sensibilidad a la insulina después de semanas a meses de uso regular. La respuesta puede depender de factores como la dieta, el nivel de actividad física y el grado de resistencia a la insulina.

Tiempo máximo de uso continuado
El ginseng se considera generalmente seguro para el uso a medio plazo, pero debido a la falta de estudios a muy largo

plazo, se recomienda utilizarlo por un periodo de hasta tres meses, seguido de un descanso de una o dos semanas. Esto ayuda a prevenir posibles efectos secundarios y mantener la eficacia del suplemento. Es importante utilizar el ginseng bajo la supervisión de un profesional de la salud.

Magnesio

El magnesio es un mineral esencial que desempeña un papel crucial en numerosos procesos fisiológicos, incluyendo la regulación del metabolismo de la glucosa y la función de la insulina. Las investigaciones concluyen que existe una relación significativa entre los niveles de magnesio y el riesgo de desarrollar diabetes tipo 2. La deficiencia de magnesio es común en las personas con diabetes y puede exacerbar el control glucémico y complicar la gestión de la enfermedad.

Beneficios para la diabetes
‣ Mejora de la sensibilidad a la insulina: El magnesio es crucial para la acción de la insulina, y su suplementación suele mejorar la sensibilidad a la insulina, lo que facilita una mejor regulación de los niveles de glucosa en sangre.

‣ Control de la glucosa en sangre: La suplementación con magnesio ha demostrado ayudar a reducir los niveles de glucosa en sangre en ayunas y mejorar el control glucémico general en personas con diabetes.

‣ Reducción del riesgo de complicaciones cardiovasculares: Ayuda a regular la presión arterial y mejora los perfiles lipídicos, reduciendo así el riesgo de complicaciones cardiovasculares, que son comunes en personas con diabetes.

‣ Propiedades antiinflamatorias: Tiene propiedades antiinflamatorias, que pueden ayudar a reducir la inflamación crónica asociada con la resistencia a la insulina y la diabetes.

Los diferentes compuestos de magnesio: Los más y los menos laxantes.
El magnesio es un mineral esencial que aporta muchos

beneficios y desempeña numerosos papeles en la salud del organismo, incluyendo la reducción del dolor, el funcionamiento de los músculos y nervios, la mejora del sueño, la regulación de la presión arterial y el apoyo al sistema inmunitario, entre otros. Sin embargo, algunos compuestos de magnesio tienen efectos laxantes, lo cual puede ser un problema para las personas con tendencia a la diarrea.

Entre los diferentes tipos de suplementos de magnesio, el citrato de magnesio, el cloruro de magnesio, y el hidróxido de magnesio (que se encuentra comúnmente en los antiácidos como la leche de magnesia) suelen tener efectos laxantes más pronunciados. Estos tipos de magnesio atraen agua al intestino, lo cual aumenta la motilidad intestinal y puede provocar diarrea en algunas personas. Toma alguno de estos compuestos si padeces de estreñimiento, ya que te ayudarán a que las heces sean menos secas y duras. El compuesto más laxante de los tres suele ser el cloruro de magnesio.

En contraste, el compuesto de magnesio que se considera menos laxante y por lo tanto podría ser más adecuado para personas con problemas de diarrea es el glicinato de magnesio.

El glicinato de magnesio combina magnesio con glicina, un aminoácido. Es conocido por ser una de las formas de magnesio mejor toleradas en términos de efectos gastrointestinales. La glicina actúa como un agente estabilizador que puede ayudar a minimizar los efectos laxantes y mejorar la absorción del magnesio.

Las personas con problemas de diarrea o sensibilidad gastrointestinal deben comenzar con dosis bajas de magnesio y aumentar gradualmente según su tolerancia.

Dosis recomendada
La dosis puede variar dependiendo de la forma del suplemento y las necesidades individuales. Generalmente, la dosis diaria recomendada para la diabetes en adultos es de 300 a 400 miligramos.

Posología

Frecuencia: El magnesio puede tomarse una o dos veces al día.

Horario: Puede tomarse en cualquier momento del día, pero algunas personas prefieren tomarlo por la noche debido a su efecto relajante, que puede ayudar a mejorar la calidad del sueño.

Forma de consumo: Está disponible en varias formas, incluyendo óxido de magnesio, citrato de magnesio, cloruro de magnesio, glicinato de magnesio, etc. El citrato de magnesio es una de las formas más biodisponibles y, por lo tanto, comúnmente recomendada.

Tiempo de inicio de acción medio

El tiempo de inicio de acción puede variar según la persona y el nivel de deficiencia presente. Las mejoras en la sensibilidad a la insulina y el control de la glucosa en sangre suelen comenzar a observarse después de varias semanas de suplementación continua. Sin embargo, algunos beneficios, como la mejora en la calidad del sueño o la reducción de calambres musculares, suelen notarse más rápidamente.

Tiempo máximo de uso continuado

El magnesio es generalmente seguro para el uso a largo plazo cuando se consume en las dosis recomendadas.

Omega-3

Los ácidos grasos omega-3 son grasas poliinsaturadas esenciales que desempeñan un papel crucial en el mantenimiento de la salud cardiovascular y metabólica. Las principales formas de omega-3 en la dieta son el ácido eicosapentaenoico (EPA) y el ácido docosahexaenoico (DHA), que se encuentran principalmente en los pescados grasos, y el ácido alfa-linolénico (ALA), que se encuentra en fuentes vegetales. Los suplementos de omega-3, generalmente en forma de aceite de pescado, han sido estudiados por sus potenciales beneficios para las personas con diabetes.

Beneficios para la diabetes
- Mejora de la salud cardiovascular: Las personas con diabe-

tes tienen un mayor riesgo de enfermedad cardiovascular. Los omega-3 ayudan a reducir los niveles de triglicéridos, disminuyen la presión arterial y mejoran la función endotelial, lo que reduce el riesgo de eventos cardiovasculares.

‣ Reducción de la inflamación: La inflamación crónica es un factor subyacente en la resistencia a la insulina y el desarrollo de la diabetes tipo 2. Los omega-3 tienen propiedades antiinflamatorias que ayudan a moderar esta inflamación.

‣ Mejora de la sensibilidad a la insulina: Algunos estudios concluyen que mejora la sensibilidad a la insulina.

‣ Beneficios para la salud de la retina: Las personas con diabetes corren el riesgo de desarrollar complicaciones oculares, como la retinopatía diabética. Los omega-3 ayudan a proteger la salud ocular debido a sus propiedades antiinflamatorias y protectoras de las membranas celulares.

Dosis recomendada
La dosis puede variar dependiendo de las necesidades individuales y los objetivos de salud. Para la salud cardíaca y metabólica, las dosis suelen oscilar entre 500 a 3.000 miligramos de EPA y DHA combinados al día. Es importante no exceder los 3.000 miligramos sin la supervisión de un profesional de la salud, ya que las dosis altas pueden aumentar el riesgo de sangrado.

Posología
Frecuencia: Se suelen tomar una o dos veces al día.
Horario: Se recomienda tomar con las comidas para mejorar su absorción y minimizar posibles efectos secundarios como el reflujo o el sabor a pescado.
Forma de consumo: Los omega-3 están disponibles en forma de cápsulas de aceite de pescado, aceite de krill, y formas líquidas. Las cápsulas son las más comunes y fáciles de consumir.

Tiempo de inicio de acción medio
Varía según la persona y el efecto específico que se esté buscando. Los beneficios cardiovasculares, como la reducción

de triglicéridos, suelen comenzar a observarse después de varias semanas a meses de uso constante. Los efectos sobre la inflamación pueden requerir también un tiempo similar para ser apreciables.

Tiempo máximo de uso continuado
Los suplementos son generalmente seguros para el uso a largo plazo cuando se consumen en las dosis recomendadas. Sin embargo, es importante monitorear la ingesta total de grasas y consultar con un profesional de la salud, especialmente si se está tomando medicación anticoagulante, ya que los omega-3 pueden afectar la coagulación sanguínea.

Vitamina D

La vitamina D es una vitamina liposoluble que desempeña un papel crucial en la regulación del calcio y el mantenimiento de la salud ósea. Además, se ha investigado su impacto en el sistema inmunológico, la inflamación y el metabolismo de la glucosa, lo que la convierte en un nutriente de interés en el contexto de la diabetes. La deficiencia de vitamina D es común en muchas poblaciones y se ha asociado con un mayor riesgo de desarrollar diabetes tipo 2.

Beneficios para la diabetes
‣ Mejora de la sensibilidad a la insulina: La vitamina D puede influir en la función de las células beta del páncreas, que son responsables de la producción de insulina. Estudios científicos han concluido que puede mejorar la sensibilidad a la insulina y, por lo tanto, ayudar en el control de los niveles de glucosa en sangre.

‣ Reducción del riesgo de diabetes tipo 2: Algunos estudios han encontrado que niveles adecuados de vitamina D pueden estar asociados con un menor riesgo de desarrollar diabetes tipo 2.

‣ Propiedades antiinflamatorias: Tiene propiedades antiinflamatorias que son beneficiosas para reducir la inflamación crónica, un factor contribuyente a la resistencia a la insulina y la progresión de la diabetes.

‣ Mejora de la salud ósea y general: Es esencial para la absorción del calcio, lo que es crucial para mantener la salud ósea, especialmente en personas con diabetes que pueden tener un mayor riesgo de complicaciones óseas.

Dosis recomendada
La dosis recomendada puede variar según la edad, el estado de salud y los niveles séricos existentes. En general, para adultos, se recomiendan entre 600 a 800 UI (Unidades Internacionales) por día. Sin embargo, algunas personas pueden necesitar dosis más altas para corregir una deficiencia, bajo la supervisión de un profesional de la salud. La dosis máxima tolerable generalmente se establece en 4.000 UI por día para adultos. Es importante no exceder esta dosis sin supervisión médica debido al riesgo de toxicidad.

Posología
Frecuencia: Generalmente se toma una vez al día.
Horario: Se recomienda tomarla con una comida que contenga grasa, ya que es una vitamina liposoluble y su absorción mejora en presencia de grasa dietética.
Forma de consumo: Está disponible en varias formas, incluyendo cápsulas, tabletas, líquidos y en combinación con calcio.

Tiempo de inicio de acción medio
El tiempo necesario para observar los efectos puede variar. La corrección de una deficiencia de vitamina D y la mejora en la sensibilidad a la insulina pueden tomar varias semanas a meses, dependiendo de los niveles iniciales y la dosis administrada. Los cambios en la salud ósea y el control de la glucosa pueden requerir un monitoreo a largo plazo.

Tiempo máximo de uso continuado
Puede tomarse de manera segura a largo plazo cuando se utiliza en las dosis recomendadas. Para asegurar niveles óptimos y evitar la toxicidad, es aconsejable realizar pruebas regulares de los niveles de vitamina D en sangre, especialmente si se están utilizando dosis elevadas. La suplementación a largo

plazo debe estar bajo la supervisión de un profesional de la salud.

Zinc

El zinc es un mineral esencial que juega un papel importante en varias funciones biológicas, incluyendo el metabolismo de los carbohidratos y la regulación de la insulina. En el contexto de la diabetes, los suplementos de zinc pueden ofrecer varios beneficios:

Beneficios para la diabetes

‣ Mejora de la sensibilidad a la insulina: Ayuda a mejorar la sensibilidad a la insulina, lo que significa que el cuerpo utiliza la insulina de manera más eficiente para reducir los niveles de glucosa en sangre.

‣ Regulación del metabolismo de la glucosa: Se ha demostrado que influye en la producción, almacenamiento y liberación de insulina, facilitando un mejor control de los niveles de glucosa.

‣ Propiedades antioxidantes: El estrés oxidativo es un factor que contribuye a las complicaciones de la diabetes. El zinc tiene propiedades antioxidantes que ayudan a reducir el daño celular.

‣ Cicatrización de heridas: Las personas con diabetes pueden experimentar problemas de cicatrización de heridas. El zinc es crucial para la reparación de tejidos y mejora la cicatrización.

Dosis recomendada

La dosis diaria recomendada varía según la edad, el sexo y las condiciones individuales. Para los adultos, generalmente se recomienda una ingesta diaria de 8-11 mg. Sin embargo, para fines terapéuticos, algunas personas pueden tomar hasta 40 mg al día, que es el límite superior tolerable establecido por las autoridades de salud. Es importante no exceder esta cantidad para evitar efectos adversos.

Posología

Se puede tomar en cualquier momento del día, pero es mejor ser consistente con la hora de ingesta para mantener niveles estables en el organismo. El zinc se absorbe mejor con el estómago vacío, pero puede causar malestar estomacal en algunas personas. Si se experimentan molestias, se recomienda tomarlo con las comidas.

Tiempo de inicio de acción medio
Generalmente, se pueden observar mejoras en los niveles de glucosa y sensibilidad a la insulina después de varias semanas de uso continuado. Los efectos antioxidantes y beneficios para la cicatrización de heridas pueden tomar más tiempo en manifestarse.

Tiempo máximo de uso continuado
No hay un límite específico para el uso continuado de suplementos de zinc, siempre que no se exceda la dosis máxima recomendada de 40 mg al día. Sin embargo, se aconseja realizar evaluaciones periódicas con un profesional de la salud para asegurar que no se presenten efectos secundarios o interacciones con medicamentos.

Efectos adversos, contraindicaciones e interacciones

Antes de incorporar los suplementos recomendados a tu rutina, es esencial conocer la información sobre posibles efectos adversos que podrían afectar tu salud. Dedica tiempo a leer esta sección con atención para asegurarte de utilizarlos de manera segura y responsable.

Ácido alfa lipoico

▸ **Efectos secundarios**: Algunos de los efectos secundarios pueden incluir náuseas, erupciones cutáneas o mareos. En personas con diabetes, el ácido alfa lipoico puede causar una disminución en los niveles de glucosa en sangre, lo cual es beneficioso, pero también puede aumentar el riesgo de hipoglucemia si no se monitorean adecuadamente los niveles de azúcar.

▸ **Contraindicaciones**: No se recomienda su uso en personas que tienen deficiencia de tiamina (vitamina B1), como aquellas con abuso crónico de alcohol, ya que puede empeorar la deficiencia.

▸ **Interacciones**: Puede interactuar con medicamentos para la diabetes, aumentando el riesgo de hipoglucemia. Es crucial que las personas con diabetes vigilen su nivel de azúcar en sangre si están tomando ácido alfa lipoico junto con medicamentos como la insulina o las sulfonilureas. También puede interactuar con medicamentos para la tiroides, por lo que se debe tener precaución y consultar con tu médico.

Berberina

▸ **Efectos secundarios**: Los efectos secundarios pueden incluir problemas gastrointestinales como estreñimiento, diarrea, gases y dolor de estómago. Para las personas con diabetes, la berberina puede ayudar a reducir los niveles de azúcar en sangre, pero existe el riesgo de hipoglucemia si no se monitorean adecuadamente los niveles de glucosa, especialmente si se toma junto con fármacos para la diabetes.

▸ **Contraindicaciones**: No se recomienda en el embarazo y lactancia debido a la falta de datos sobre su seguridad.

▸ **Interacciones**: Puede interactuar con fármacos para la diabetes, potenciando sus efectos y aumentando el riesgo de hipoglucemia. Es importante que las personas con diabetes controlen regularmente su glucosa en sangre si están usando berberina junto con medicamentos. También puede interactuar con ciertos antibióticos y otros medicamentos que se metabolizan en el hígado, por lo que se recomienda precaución y consultar con su médico.

Canela

▸ **Efectos secundarios**: El consumo de canela en cantidades comunes en la alimentación generalmente es seguro para la mayoría de las personas. Sin embargo, en dosis altas o concentradas, puede causar irritación en la boca y los labios, así como riesgo de daño hepático debido a un compuesto llamado cumarina presente en la canela Cassia. Para las personas con diabetes, existe la posibilidad de que su consumo ayude a reducir los niveles de azúcar en sangre, lo cual es beneficioso, pero podría aumentar el riesgo de hipoglucemia si se combina con medicamentos para la diabetes.

‣ **Contraindicaciones**: Las personas con enfermedad del hígado deben ser cautelosas al consumir canela Cassia debido al contenido de cumarina, que puede ser dañino para el hígado.

‣ **Interacciones**: Puede potenciar los efectos de los fármacos para la diabetes, lo que podría derivar en niveles peligrosamente bajos de azúcar en sangre. Por lo tanto, es crucial que las personas con diabetes controlen sus niveles de glucosa si están utilizando canela junto con sus medicamentos. También puede interactuar con otros suplementos y medicamentos que afectan el hígado, por lo que se recomienda precaución y consulta médica o farmacéutica.

Cromo, Picolinato de

‣ **Efectos secundarios**: En general, se considera seguro cuando se toma en dosis apropiadas. Sin embargo, algunos efectos adversos pueden incluir molestias estomacales, reacciones alérgicas, mareos o dolores de cabeza. Para las personas con diabetes, este suplemento puede ayudar a mejorar la sensibilidad a la insulina y disminuir los niveles de glucosa en sangre. Es importante ser consciente del riesgo potencial de hipoglucemia, especialmente si toman fármacos para reducir el azúcar en sangre.

‣ **Contraindicaciones**: Las personas con problemas renales o hepáticos deben tener precaución al usarlo, ya que podría agravar estas condiciones.

‣ **Interacciones**: Puede interactuar con medicamentos para la diabetes, como la insulina o las sulfonilureas, aumentando el riesgo de hipoglucemia. Es fundamental que las personas con diabetes controlen sus niveles de glucosa en sangre si están usando este suplemento. También puede interactuar con medicamentos que afectan la tiroides, por lo que se recomienda precaución y consultar con tu médico.

Fenogreco

▸ **Efectos secundarios**: El fenogreco generalmente es seguro cuando se consume en cantidades alimenticias, pero en dosis más altas o como suplemento, puede causar efectos adversos como molestias gastrointestinales, diarrea, hinchazón y gases. Para las personas con diabetes, el fenogreco puede ayudar a reducir los niveles de glucosa en sangre. Sin embargo, esto significa que existe un riesgo potencial de hipoglucemia, especialmente si se toma junto con fármacos para la diabetes.

▸ **Contraindicaciones**: No se recomienda su uso en mujeres embarazadas, ya que puede inducir contracciones uterinas. Las personas con alergia a los cacahuetes o garbanzos deben tener precaución, ya que el fenogreco pertenece a la misma familia de plantas.

▸ **Interacciones**: Puede potenciar los efectos de los fármacos para la diabetes, lo que podría derivar en niveles bajos de azúcar en sangre. Por lo tanto, es crucial que las personas con diabetes controlen sus niveles de glucosa si están utilizando fenogreco junto con sus medicamentos. También puede interactuar con anticoagulantes y fármacos que afectan la coagulación, por lo que se recomienda precaución.

Gimnema

▸ **Efectos secundarios**: La gimnema generalmente es bien tolerada, pero en algunas personas puede causar malestar estomacal, náuseas, diarrea y erupciones cutáneas. Estos efectos tienden a ser leves y temporales. Para las personas con diabetes, ayuda a reducir los niveles de glucosa en sangre, pero esto implica un riesgo potencial de hipoglucemia, especialmente si se combina con fármacos antidiabéticos.

▸ **Contraindicaciones**: No es recomendable durante el embarazo y la lactancia debido a la falta de estudios sobre su seguridad en estas condiciones. Asimismo, las personas con antecedentes de desórdenes alimenticios deben tener precaución al usarla.

▸ **Interacciones**: La gimnema puede potenciar los efectos de los medicamentos antidiabéticos, lo que podría resultar en niveles bajos de azúcar en sangre. Por lo tanto, es fundamental que las personas con diabetes mantengan un control regular de sus niveles de glucosa si están utilizando gimnema junto con sus medicamentos. Además, puede interactuar con otros suplementos herbales que también afectan la glucosa, así como con medicamentos que modulan la presión arterial, por lo que se recomienda precaución al combinar tratamientos.

Ginseng

▸ **Efectos secundarios**: El ginseng generalmente es seguro para la mayoría de las personas cuando se consume en dosis moderadas. Sin embargo, algunos pueden experimentar efectos secundarios como insomnio, nerviosismo, dolores de cabeza, malestar estomacal y cambios en la presión arterial. Para las personas con diabetes, el ginseng puede ayudar a reducir los niveles de glucosa en sangre. Esto puede ser beneficioso, pero también aumenta el riesgo de hipoglucemia, especialmente si se toma junto con medicamentos para la diabetes.

▸ **Contraindicaciones**: No se recomienda su uso en mujeres embarazadas o lactantes debido a la falta de estudios concluyentes sobre su seguridad en estas etapas. Las personas con enfermedades autoinmunes o que están tomando inmunosupresores deben tener precaución, ya que el ginseng puede estimular el sistema inmunológico.

▸ **Interacciones**: Puede interactuar con medicamentos para la diabetes, aumentando el riesgo de niveles bajos de azúcar en sangre. Por lo tanto, es vital que las personas con diabetes controlen sus niveles de glucosa si están utilizando ginseng junto con sus medicamentos. También puede interactuar con anticoagulantes, fármacos para la presión arterial y fármacos que afectan el sistema nervioso central, por lo que se recomienda precaución y consulta médica o farmacéutica.

Magnesio

▸ **Efectos secundarios**: El magnesio generalmente es seguro para la mayoría de las personas cuando se consume en cantidades adecuadas. Sin embargo, en dosis altas, puede causar efectos secundarios como diarrea, náuseas, y calambres abdominales. Para las personas con diabetes, el magnesio puede ser beneficioso para mejorar la sensibilidad a la insulina y el control del azúcar en sangre, aunque es importante no exceder la dosis recomendada para evitar efectos adversos.

▸ **Contraindicaciones**: Las personas con enfermedad renal deben tener precaución al tomar suplementos de magnesio, ya que su capacidad para eliminar el exceso de magnesio puede estar comprometida.

▸ **Interacciones**: Puede interactuar con ciertos fármacos, como antibióticos y medicamentos para la osteoporosis, reduciendo su efectividad. Por lo tanto, es importante tomarlos en diferentes momentos del día. No se conocen interacciones directas con medicamentos para la diabetes, pero siempre es recomendable monitorear los niveles de glucosa en sangre al introducir un nuevo suplemento.

Omega-3

▸ **Efectos secundarios**: Los suplementos de omega-3 son generalmente seguros para la mayoría de las personas. Sin embargo, pueden causar efectos secundarios como malestar estomacal, eructos, sabor a pescado en la boca, náuseas y diarrea. Para las personas con diabetes, los omega-3 pueden ayudar a reducir el riesgo de enfermedades cardiovasculares, un problema común asociado con la diabetes. No obstante, es importante seguir la dosis recomendada para minimizar efectos adversos.

▸ **Contraindicaciones**: Las personas con alergia al pescado o marisco deben tener precaución, ya que muchos suplementos de omega-3 se derivan del aceite de pescado.

▸ **Interacciones**: Pueden interactuar con fármacos anticoagulantes, como la warfarina, aumentando el riesgo de sangrado. Es crucial que las personas que toman estos fármacos consulten a su médico. No se han documentado interacciones directas entre suplementos de omega-3 y los fármacos para la diabetes, pero siempre es prudente monitorear los niveles de glucosa en sangre al introducir un nuevo suplemento.

Vitamina D

▸ **Efectos secundarios**: Es generalmente segura cuando se toma en las dosis recomen-dadas. Sin embargo, el exceso de vitamina D puede llevar a toxicidad, cuyos síntomas incluyen náuseas, vómitos, debilidad y niveles elevados de calcio en sangre (hipercalcemia). Para las personas con diabetes, mantener niveles adecuados de vitamina D puede mejorar la sensibilidad a la insulina y el control glucémico, pero es fundamental evitar la sobredosis para prevenir efectos adversos.

▸ **Contraindicaciones**: Las personas con hipercalcemia o enfermedad renal deben tener precaución al tomar suplementos de vitamina D, ya que pueden exacerbar estas condiciones.

▸ **Interacciones**: Puede interactuar con ciertos fármacos, como los esteroides (que pueden reducir la absorción de vitamina D) y los medicamentos para bajar el colesterol (que pueden afectar la absorción de vitamina D en el intestino). Aunque no hay interacciones directas documentadas entre la vitamina D y los medicamentos para la diabetes, es aconsejable monitorear los niveles de glucosa en sangre al introducir un nuevo suplemento.

Zinc

▸ **Efectos secundarios**: Los suplementos de zinc son generalmente seguros cuando se toman en las dosis recomendadas. Sin embargo, altas dosis pueden causar efectos secundarios como náuseas, vómitos, pérdida de apetito, calambres estomacales, diarrea y dolores de cabeza. Para las personas con diabetes, el zinc puede ayudar a mejorar la sensibilidad a la insulina y el control del azúcar en sangre, pero es importante no exceder la dosis recomendada para evitar efectos adversos.

▸ **Contraindicaciones**: Las personas con alergia al zinc o con condiciones que afectan la absorción de minerales deben tener precaución al tomar estos suplementos.

▸ **Interacciones**: Puede interactuar con ciertos antibióticos y fármacos para la artritis reumatoide, reduciendo su efectividad. Es recomendable tomarlos en diferentes momentos del día. No se conocen interacciones directas con fármacos para la diabetes, pero siempre es prudente monitorear los niveles de glucosa en sangre al introducir un nuevo suplemento.

ALIMENTOS QUE TRANSFORMAN

A lo largo de la historia, nuestra alimentación ha experimentado cambios profundamente radicales, completamente distintos de los hábitos de nuestros antepasados. Hace millones de años, los primeros humanos estructuraban su dieta en torno a lo que podían recolectar o cazar, dependiendo de alimentos frescos y crudos que el entorno ponía a su alcance. Con la llegada de la agricultura y la ganadería, comenzó una nueva era en la nutrición humana, cambios que se aceleraron aún más con la Revolución Industrial. No obstante, es fundamental comprender que, mientras nuestros hábitos alimenticios evolucionaban de manera drástica, nuestra genética ha permanecido prácticamente sin cambios.

Con el tiempo, se incorporaron alimentos como los lácteos, los cereales, los azúcares refinados y los aceites vegetales, junto con el aumento de la producción intensiva de carne. Aunque estos productos han facilitado el acceso a las comidas y mejorado la practicidad en muchas ocasiones, también han sufrido modificaciones significativas en su composición nutricional. Además, los avances en la conservación de alimentos y las técnicas culinarias trajeron consigo nuevos métodos para almacenar y preparar los alimentos, transformando también su calidad.

En tiempos recientes, ha emergido un escenario preocupante: nuestras costumbres alimenticias han sido dominadas por la alimentación moderna basada en productos ultraprocesados, lo que ha contribuido al creciente aumento de enfermedades crónicas. Problemas como la obesidad, la diabetes tipo 2, la hipertensión y una larga lista de trastornos cardiovasculares y digestivos se han relacionado estrechamente con esta tendencia alimenticia. ¿Por qué ocurre esto? Principalmente porque los alimentos ultraprocesados contienen en exceso carbohidratos refinados, grasas perjudiciales, azúcares añadidos, aditivos químicos y aceites vegetales de pobre calidad. Incluso las carnes y otros productos de origen animal provenientes de sistemas de producción intensiva suelen estar cargados de elementos dañinos para la salud. Estos alimentos han desplazado las dietas tradicionales basadas en alimentos frescos y naturales, rompiendo el equilibrio que promovía el bienestar en nuestros ancestros.

Sin embargo, hay una esperanza para revertir esta realidad: realizar pequeños y conscientes cambios en nuestra alimentación puede producir grandes beneficios. Volver a una dieta equilibrada, rica en nutrientes y basada en alimentos frescos es clave para construir una base sólida de salud. Incorporar frutas, verduras frescas, tubérculos, legumbres, frutos secos y semillas es un excelente comienzo para transformar nuestra manera de nutrirnos. A pesar de ello, sigue existiendo un importante desafío: en muchas partes del mundo, el consumo de estos alimentos naturales permanece alarmantemente bajo.

Adoptar un estilo de vida basado en una alimentación consciente no solo ayuda a prevenir enfermedades asociadas con los malos hábitos dietéticos, sino que también revitaliza el cuerpo y la mente. Dar prioridad a los alimentos reales y reducir los ultraprocesados nos encamina hacia una vida más saludable, equilibrada y vigorosa. Este es el momento de reaprender el poder transformador de una dieta sana, no como una forma de restricción, sino como un acto de cuidado hacia nosotros mismos. ¡Tu salud merece ese compromiso!

Comprendiendo el vínculo entre nutrición y salud

¿Cuántas veces te has preguntado si lo que comes realmente beneficia tu bienestar? La conexión entre la alimentación y la salud es mucho más profunda de lo que solemos imaginar. Aprender a identificar los alimentos que son aliados de una buena salud y aquellos que conviene evitar según tus necesidades particulares es clave para mejorar tu calidad de vida. Este tema, lejos de ser novedoso, ha sido objeto de estudio a lo largo de siglos. Desde tiempos remotos, distintas culturas han aprovechado el poder terapéutico de la nutrición para tratar enfermedades y fortalecer el cuerpo, dejando un legado lleno de sabiduría.

Los antiguos sistemas médicos, como la medicina tradicional china, las prácticas del antiguo Egipto, Grecia y Roma, junto con el Ayurveda de la India y los tratamientos indígenas de las Américas, exploraron las propiedades restauradoras de los alimentos naturales presentes en la dieta cotidiana. Este conocimiento, transmitido de generación en generación, se fundamentaba en la creencia de que los alimentos no solo nutren, sino que también protegen, alivian e incluso curan.

Durante mucho tiempo, la medicina convencional relegó estas ideas considerándolas supersticiones sin sustento científico. A pesar de ello, las prácticas tradicionales inspiraron estudios modernos que han confirmado lo que nuestros antepasados intuían: lo que comemos tiene un impacto directo, no solo en nuestra salud física, sino también en nuestro estado emocional. Investigaciones actuales han logrado identificar compuestos en los alimentos que poseen propiedades terapéuticas, capaces de prevenir enfermedades, aliviar síntomas y mejorar el bienestar.

Los investigadores han dedicado años a estudiar cómo ciertos alimentos fortalecen el organismo y lo protegen contra afecciones crónicas. Al analizar comunidades con baja incidencia de enfermedades, han encontrado patrones alimenticios que contrastan con aquellas que sufren mayores problemas de salud. Estas observaciones han permitido comprender cómo determinados nutrientes influyen en la vitalidad y la longevidad. Por ejemplo, ciertos alimentos ofrecen beneficios específicos: propiedades antiinflamatorias que alivian el dolor crónico y los problemas articulares, efectos antimicrobianos que refuerzan el sistema inmunitario, acciones anticoagulantes que mejoran la salud cardiovascular, efectos antihipertensivos que regulan la presión arterial y compuestos que mejoran el estado de ánimo, disminuyendo la ansiedad y favoreciendo el bienestar emocional.

Lo que decides poner en tu plato no solo afecta tus niveles de energía diaria, sino también tu capacidad para recuperarte, resistir enfermedades y disfrutar de una vida plena. En contraposición, descuidar la dieta o elegir alimentos poco saludables puede agravar problemas físicos, potenciar síntomas y perjudicar tu bienestar.

Es inspirador saber que cada día tienes la oportunidad de apostar por una vida más saludable con tus decisiones alimenticias. Aunque factores externos como el clima o la contaminación escapen a tu control, tu alimentación es una herramienta esencial para cuidar tu cuerpo. Con cada ingrediente que eliges, impactas positivamente tanto tu físico como tu mente.

Saber cuáles alimentos son los más apropiados para tus necesidades específicas y cuáles podrían afectar tu salud te permitirá adaptar tu estilo de vida para lograr el equilibrio perfecto. La nutrición, como la medicina original de la humanidad, no solo es una fuente de bienestar, sino también un puente hacia nuestras raíces, que nos prepara para un futuro lleno de posibilidades.

Con esta recopilación de conocimientos, te invito a descubrir cómo la nutrición puede convertirse en tu mejor aliada para aliviar enfermedades, fortalecer el cuerpo y disfrutar de una vida más feliz. ¿Estás dispuesta/o a iniciar este camino de aprendizaje y transformación? Tu bienestar está en tus manos y cada decisión en la cocina puede abrir la puerta a una salud más plena y sostenible. Empieza hoy mismo: Nutre tu cuerpo, alimenta tu alma y vive con plenitud.

La importancia de la alimentación en la diabetes

Cuando se trata de la diabetes, la alimentación no es solo un hábito cotidiano, sino un elemento clave para mantener la salud y calidad de vida. El objetivo principal de un plan nutricional adecuado es lograr que los niveles de glucosa en sangre se mantengan lo más cerca posible de los valores normales. Esto se consigue a través de una dieta equilibrada que regule el consumo de carbohidratos, ya que estos tienen el mayor impacto en los niveles de azúcar en sangre. No se trata únicamente de reducirlos, sino de aprender a elegir los más adecuados y consumirlos en las proporciones correctas.

La cantidad y el tipo de carbohidratos que ingerimos requieren un monitoreo cuidadoso. Optar por carbohidratos complejos, presentes en alimentos como cereales integrales, legumbres y vegetales, resulta una estrategia más beneficiosa que consumir carbohidratos simples, como los que encontramos en productos con azúcar añadida. Este enfoque, acompañado de un control adecuado del tamaño de las porciones, puede marcar una gran diferencia en el manejo de la condición.

Sin embargo, la relevancia de la alimentación en la diabetes trasciende el control de la glucosa en sangre. Una dieta bien planificada actúa como escudo protector contra complicaciones graves asociadas a la enfermedad, tales como problemas cardiovasculares, daño renal y neuropatías. Además, fomenta la pérdida o el mantenimiento de un peso saludable, lo cual reduce aún más el riesgo de otras afecciones relacionadas.

Por si esto fuera poco, una adecuada selección de alimentos también contribuye a mejorar tu energía diaria y tu estado de ánimo. Sentirte bien no es solo cuestión de números en un analítico; también significa tener el ánimo para disfrutar de tu día a día, manteniendo un bienestar físico y emocional.

Preguntas y respuestas sobre la alimentación

Aquí tienes una recopilación de preguntas frecuentes que suelen surgir cuando se trata de alimentación y diabetes, junto con respuestas claras y útiles que te ayudarán a manejar mejor esta condición:

1. ¿Por qué es importante para una persona con diabetes evitar los alimentos con alto índice glucémico?
Los alimentos con alto índice glucémico suelen causar rápidos aumentos en los niveles de glucosa en sangre, lo que dificulta el control de la diabetes.

2. ¿Cuál es una alternativa saludable a las bebidas azucaradas?
Una alternativa saludable es el agua con rodajas de limón o infusiones de hierbas sin azúcar, entre otros.

3. ¿Qué bebidas son seguras para una persona con diabetes?
Las mejores opciones incluyen agua, té o infusión sin azúcar, café sin azúcar, y ocasionalmente bebidas bajas en calorías o edulcoradas con stevia.

4. ¿Es seguro consumir edulcorantes artificiales?
Muchos edulcorantes artificiales se consideran seguros para las personas con diabetes, pero es importante usarlos con moderación y consultar a tu médico o nutricionista.

5. ¿Cómo afecta el consumo excesivo de alcohol a una persona con diabetes?
El alcohol puede causar tanto hipoglucemia como hiperglucemia, dependiendo de la cantidad y el tipo consumido. También puede interferir con la eficacia de los medicamentos para la diabetes.

6. ¿Qué impacto tienen las grasas trans en las personas con diabetes?
Las grasas trans pueden aumentar el riesgo de inflamación, resistencia a la insulina y enfermedades cardiovasculares, por lo que es importante evitarlas.

7. ¿Cómo pueden las grasas saludables beneficiar a una persona con diabetes?
Las grasas saludables pueden ayudar a mejorar la sensibilidad a la insulina y reducir el riesgo de enfermedades cardiovasculares.

8. ¿Por qué es preferible consumir granos enteros en lugar de harinas refinadas?
Los granos enteros contienen más fibra, lo cual ayuda a ralentizar la absorción de glucosa en el torrente sanguíneo, manteniendo los niveles de azúcar más estables y promoviendo una mejor digestión.

9. ¿Cómo afecta el consumo de frutas a la dieta de una persona con diabetes?
Las frutas son una fuente importante de vitaminas, minerales y fibra. Sin embargo, deben consumirse con moderación y

preferiblemente enteras, para evitar picos de azúcar en sangre.

10. ¿Qué papel juega la fibra en el control de la diabetes?
La fibra ayuda a regular los niveles de azúcar en sangre al ralentizar la digestión y la absorción de glucosa, proporcionando además una sensación de saciedad que ayuda a controlar el peso.

11. ¿Por qué es importante controlar el consumo de sodio en la dieta de una persona con diabetes?
Las personas con diabetes tienen un mayor riesgo de hipertensión. Reducir el consumo de sodio puede ayudar a controlar la presión arterial y reducir el riesgo de enfermedades del corazón.

12. ¿Cómo puede el control de porciones beneficiar a una persona con diabetes?
El control de porciones ayuda a evitar el consumo excesivo de calorías y carbohidratos, lo que facilita el manejo de los niveles de azúcar en sangre.

13. ¿Por qué es importante leer las etiquetas de los alimentos?
Leer las etiquetas permite identificar contenidos de azúcar, grasas saturadas y trans, y otros ingredientes que podrían afectar negativamente el control de la diabetes.

14. ¿Qué es el índice glucémico y por qué es importante para las personas con diabetes?
El índice glucémico (IG) es una medida de cómo los alimentos que contienen carbohidratos afectan los niveles de glucosa en sangre. Los alimentos con un IG bajo se digieren y absorben más lentamente, lo que ayuda a mantener los niveles de glucosa más estables.

15. ¿Cómo afectan las comidas rápidas a las personas con diabetes?
Las comidas rápidas suelen ser altas en grasas saturadas, carbohidratos refinados y sodio, lo que suele provocar picos de glucosa en sangre y aumentar el riesgo de enfermedades cardíacas.

16. ¿Qué tipos de proteínas son más recomendables para las personas con diabetes?
Las proteínas magras, como el pollo sin piel, el pescado, las legumbres y el tofu, son opciones saludables ya que tienen menos grasas saturadas y proporcionan nutrientes esenciales.

17. ¿Por qué es importante evitar alimentos procesados?
Los alimentos procesados a menudo contienen azúcares, grasas trans y sodio añadidos, lo que puede complicar el control de la glucosa en sangre y aumentar el riesgo de complicaciones.

18. ¿Qué papel juega la hidratación en el manejo de la diabetes?
Mantenerse bien hidratado es crucial porque ayuda a los riñones a eliminar el exceso de glucosa a través de la orina y ayuda a prevenir la deshidratación, que puede afectar los niveles de azúcar en sangre.

19. ¿Cómo puede una persona con diabetes manejar las tentaciones de alimentos no saludables?
Planificar las comidas, mantener opciones saludables a mano, no comprar lo que no te conviene comer, y practicar el control de porciones ayuda a manejar las tentaciones. También es útil establecer metas y recompensarse con opciones no alimenticias.

20. ¿Qué efectos tienen los carbohidratos complejos en los niveles de glucosa en sangre?
Los carbohidratos complejos, como los que se encuentran en los granos enteros y las legumbres, se digieren más lentamente, lo que ayuda a mantener los niveles de azúcar en sangre más estables.

21. ¿Por qué es importante incluir verduras en la dieta de una persona con diabetes?
Las verduras son bajas en calorías y altas en fibra, vitaminas y minerales. Ayudan a controlar el peso y mejoran la salud general y el control de la glucosa en sangre.

22. ¿Qué estrategias pueden ayudar a una persona con diabetes a comer fuera de casa de manera saludable?

Elegir platos a la parrilla o al horno en lugar de fritos, pedir aderezos y salsas aparte, optar por porciones pequeñas, y elegir agua o bebidas sin azúcar son algunas estrategias útiles.

23. ¿Por qué sería conveniente que en cada comida se combinen hidratos de carbono con proteínas y/o grasas?
Combinar hidratos de carbono con proteínas y/o grasas en cada comida es importante porque ayuda a ralentizar la digestión y la absorción de los carbohidratos. Esto previene picos rápidos de glucosa en sangre, lo que es especialmente beneficioso para las personas con diabetes, ya que necesitan mantener niveles estables de azúcar. Las proteínas y las grasas también proporcionan una sensación de saciedad más prolongada, ayudando a controlar el apetito y a evitar comer en exceso. Además, una combinación equilibrada de macronutrientes asegura que se obtengan todos los nutrientes esenciales necesarios para la energía y el funcionamiento óptimo del cuerpo.

Alimentos beneficiosos para la diabetes

Elegir los alimentos y bebidas adecuados es fundamental para controlar la diabetes, ya que contribuye a mantener estables los niveles de glucosa en sangre y reduce el riesgo de complicaciones a largo plazo. A continuación, exploraremos cuáles son las opciones más recomendadas y su impacto positivo en la salud.

▸ **Aceites saludables**
Ejemplos: Aceite de oliva, aceite de aguacate.
Beneficios: Las grasas monoinsaturadas y poliinsaturadas pueden ayudar a reducir el colesterol malo (LDL) y mejorar la salud cardiovascular.

▸ **Frutas con bajo índice glucémico**
Ejemplos: Bayas (fresas, arándanos, frambuesas, moras), peras, manzanas, ciruelas.
Beneficios: Proporcionan fibra, vitaminas y antioxidantes. Las frutas con bajo índice glucémico tienen un menor impacto en los niveles de azúcar en sangre.

▸ Frutos secos y semillas
Ejemplos: Almendras, nueces, semillas de chía, semillas de lino.
Beneficios: Ricos en proteínas, grasas saludables y fibra, estos alimentos ayudan a controlar el azúcar en sangre y promueven la salud cardiovascular.

▸ Granos enteros
Ejemplos: Avena, quinoa, arroz integral, cebada.
Beneficios: Contienen más fibra y nutrientes que los granos refinados. La fibra en los granos enteros ralentiza la digestión y la absorción de carbohidratos, ayudando a mantener estables los niveles de glucosa.

▸ Lácteos bajos en grasa
Ejemplos: Yogur natural, leche baja en grasa, queso bajo en grasa.
Beneficios: Proporcionan calcio y vitamina D, que son importantes para la salud ósea. El yogur natural también contiene probióticos que benefician la salud intestinal.

▸ Legumbres
Ejemplos: Lentejas, garbanzos, alubias, guisantes.
Beneficios: Son una excelente fuente de proteínas vegetales, fibra, vitaminas del grupo B, hierro y otros minerales. La fibra ayuda a mejorar el control glucémico y a aumentar la saciedad.

▸ Proteínas magras
Ejemplos: Pollo sin piel, pescado (especialmente pescados grasos como el salmón y el atún), legumbres, tofu.
Beneficios: Las proteínas magras son esenciales para el crecimiento y la reparación del cuerpo y no elevan los niveles de glucosa en sangre.

▸ Verduras de hoja verde
Ejemplos: Espinacas, col rizada, acelgas.
Beneficios: Son bajas en calorías y carbohidratos, pero ricas en fibra, vitaminas (como la A, C, K) y minerales (como el magnesio). La fibra ayuda a mejorar el control del azúcar en sangre.

Lista de alimentos beneficiosos

Aquí tienes una selección de alimentos especialmente recomendados para las personas con diabetes, acompañados de los beneficios que ofrecen:

Aceitunas y aceite de oliva

Tanto las aceitunas como el aceite de oliva son ricos en grasas monoinsaturadas saludables, que pueden mejorar la salud cardiovascular y ayudar a controlar la glucosa en sangre.

Aguacates

Ricos en grasas monoinsaturadas saludables, los aguacates pueden mejorar la salud del corazón y ayudar a mantener niveles estables de glucosa en sangre debido a su bajo contenido en carbohidratos.

Ajo y cebolla

Tienen propiedades antiinflamatorias y ayudan a mejorar la salud del corazón. Además, pueden añadir sabor sin la necesidad de usar sal o grasas.

Avena

Es una buena fuente de fibra soluble, particularmente beta-glucano, que puede ayudar a reducir los niveles de azúcar en sangre y mejorar la salud del corazón.

Batatas

Son una fuente de carbohidratos complejos y fibra, lo que ayuda a mantener estables los niveles de glucosa. También son ricas en vitamina A.

Bayas

Ejemplos: Fresas, frambuesas, arándanos, moras.
Beneficios: Ricas en antioxidantes, vitaminas y fibra, las bayas tienen un bajo índice glucémico, lo que las hace ideales para mantener niveles estables de azúcar en sangre. Son opciones dulces y saludables para satisfacer antojos.

Berenjena

Baja en carbohidratos y rica en fibra, la berenjena es una excelente opción para agregar volumen y nutrientes a las comidas sin afectar significativamente los niveles de glucosa.

Cacao puro o chocolate negro
Rico en antioxidantes y flavonoides, el cacao puro puede mejorar la sensibilidad a la insulina. Opta por chocolate con al menos un 70% de cacao y consume con moderación.

Cebada
Este grano entero es rico en fibra soluble, que puede ayudar a reducir los niveles de azúcar en sangre y mejorar la salud digestiva.

Chía y semillas de lino
Altas en fibra y ácidos grasos omega-3, estas semillas pueden ayudar a estabilizar los niveles de glucosa y mejorar la salud cardiovascular.

Cítricos
Ejemplos: Naranjas, pomelos, limones.
Beneficios: Contienen vitamina C, fibra y antioxidantes. Aunque tienen azúcar natural, su alto contenido de fibra ayuda a moderar el impacto en el azúcar en sangre.

Col rizada (kale)
Rica en fibra, antioxidantes y vitaminas A, C, y K, la col rizada es un excelente complemento para ensaladas, batidos y guarniciones.

Espinacas y acelgas
Estas verduras de hojas verdes son bajas en calorías y carbohidratos, pero ricas en fibra, vitaminas y minerales esenciales como el magnesio, que puede mejorar la sensibilidad a la insulina.

Frutos secos
Ejemplos: Nueces, almendras, pistachos.
Beneficios: Ricos en grasas saludables, proteínas y fibra, los frutos secos ayudan a controlar el azúcar en sangre y mejorar la salud del corazón.

Hierbas y especias
Ejemplos: Canela, cúrcuma, jengibre.
Beneficios: La canela, por ejemplo, ayuda a mejorar la sensibilidad a la insulina y a reducir los niveles de azúcar. Las especias y hierbas añaden sabor sin necesidad de azúcar o sal.

Hongos (setas y champiñones)
Bajos en calorías y carbohidratos, los hongos son una buena fuente de fibra, vitaminas del complejo B y antioxidantes. Son versátiles y pueden añadirse a una variedad de recetas.

Legumbres
Ejemplos: Garbanzos, lentejas, judías o alubias negras.
Beneficios: Son una excelente fuente de proteínas, fibra y carbohidratos complejos. Ayudan a mantener los niveles de azúcar estables y son ricas en nutrientes como el hierro y el magnesio.

Lentejas
Altas en proteínas y fibra, las lentejas tienen un índice glucémico bajo y ayudan a estabilizar los niveles de azúcar en sangre.

Nueces y semillas
Ejemplos: Almendras, nueces, semillas de chía, semillas de lino.
Beneficios: Ricas en grasas saludables, proteínas y fibra, las nueces y semillas pueden ayudar a mejorar la salud del corazón y a mantener los niveles de glucosa bajo control.

Pepino
Muy bajo en carbohidratos y calorías, el pepino es refrescante, ayuda a la hidratación y es una buena fuente de vitaminas y antioxidantes.

Pescados grasos
Ejemplos: Salmón, sardinas, caballa.
Beneficios: Estos pescados son una excelente fuente de ácidos grasos omega-3, que son beneficiosos para la salud cardiovascular, reducen la inflamación y mejoran la salud del corazón.

Pimientos
Ricos en vitamina C, antioxidantes y fibra, los pimientos son bajos en calorías y carbohidratos, lo que los hace una opción saludable para las personas con diabetes.

Pitaya o fruta de dragón
Tiene un bajo índice glucémico, lo que ayuda a evitar picos de azúcar en la sangre. Es rica en fibra, lo cual mejora la digestión

y contribuye al control del azúcar en sangre. Además, contiene antioxidantes que reducen la inflamación y ayudan a mejorar la sensibilidad a la insulina.

Quinoa

La quinoa es un grano entero rico en proteínas, fibra y nutrientes esenciales como el magnesio y el hierro. Tiene un índice glucémico bajo, lo que ayuda a mantener estables los niveles de azúcar en sangre.

Tomates

Son bajos en carbohidratos y ricos en vitamina C, potasio y antioxidantes como el licopeno, que beneficia la salud cardiovascular.

Tofu y tempeh

Estos productos de soja son ricos en proteínas y bajos en carbohidratos, lo que los hace ideales para las personas que buscan alternativas vegetarianas o veganas para controlar sus niveles de azúcar en sangre.

Verduras crucíferas

Ejemplos: Brócoli, coliflor, coles de Bruselas.
Beneficios: Son bajas en carbohidratos y ricas en fibra, vitaminas y minerales. También contienen compuestos que ayudan a reducir la inflamación.

Yogur griego natural

Rico en proteínas y con menos carbohidratos que el yogur tradicional, el yogur griego puede ser una buena opción para mantener los niveles de azúcar estables. Elige versiones sin azúcar añadido.

Bebidas beneficiosas

A continuación, encontrarás una lista detallada de bebidas recomendadas, acompañadas de sus beneficios, para ayudarte a mantener un buen control de la glucosa y promover una hidratación saludable.

Agua

Es esencial para la hidratación y no contiene calorías, azúcar ni carbohidratos.

Agua con limón
Añadir limón al agua puede mejorar el sabor sin añadir azúcar. El limón también aporta vitamina C y antioxidantes.

Agua de coco
Aunque contiene azúcar natural, el agua de coco es rica en electrolitos y puede ser una buena opción para la hidratación. Se debe consumir con moderación.

Café negro
El café contiene antioxidantes y puede mejorar la sensibilidad a la insulina, pero es importante consumirlo sin azúcar ni cremas altas en grasa.

Caldo de huesos
Bajo en carbohidratos y rico en minerales, el caldo de huesos puede ser una opción nutritiva y reconfortante.

Infusión de hibisco
Esta bebida aromática puede ayudar a reducir la presión arterial y tiene propiedades antioxidantes. Es naturalmente libre de cafeína y azúcares añadidos.

Infusiones de hierbas
Ejemplos: Infusiones de manzanilla, menta o rooibos.
Beneficios: Estas infusiones son naturalmente libres de azúcar, y son una opción calmante y saludable para mantenerse hidratado.

Infusión de jengibre
La infusión de jengibre ayuda a reducir la inflamación y mejorar la digestión. También ayuda en la regulación del azúcar en sangre.

Jugos de vegetales
Los zumos de vegetales, especialmente los que incluyen verduras de hoja verde y apio, suelen ser nutritivos y bajos en azúcar. Es mejor prepararlos en casa para controlar los ingredientes.

Kéfir
Esta bebida fermentada es rica en probióticos, que son beneficiosos para la salud intestinal, y puede ayudar a mejorar el control glucémico.

Leche de almendras sin azúcar

Una alternativa baja en carbohidratos a la leche de vaca, ideal para quienes buscan reducir la ingesta de azúcar y mantener un buen perfil nutricional.

Leche vegetal sin azúcar

Ejemplos: Leche de almendras, leche de soja.
Beneficios: Estas alternativas a la leche son bajas en carbohidratos y pueden ser una buena fuente de calcio y vitamina D si están fortificadas.

Té sin azúcar

El té, especialmente el verde, contiene antioxidantes que ayudan a mejorar la sensibilidad a la insulina y a reducir el riesgo de enfermedades cardíacas.

Estrategias adicionales

Aquí tienes algunas estrategias útiles que puedes implementar para complementar una alimentación saludable y manejar mejor la diabetes:

- **Control de porciones:** Prestar atención al tamaño de las porciones ayuda a evitar el exceso de consumo de calorías y carbohidratos, facilitando el control de la glucosa en sangre.

- **Sincronización de comidas:** Comer a intervalos regulares ayuda a mantener los niveles de glucosa estables. Es beneficioso seguir un horario de comidas planificado.

- **Combinación de alimentos:** Combinar carbohidratos con proteínas y grasas saludables en cada comida ayuda a ralentizar la absorción de azúcar y a mantener niveles estables de glucosa.

- **Educación sobre carbohidratos:** Comprender la diferencia entre carbohidratos simples y complejos, y cómo afectan los niveles de glucosa, ayuda a tomar decisiones informadas sobre la dieta. Reducir el consumo de carbohidratos refinados como panes blancos, pasteles y azúcares añadidos ayuda a prevenir picos de glucosa.

‣ **Uso de edulcorantes naturales:** En lugar de azúcar, se pueden usar edulcorantes naturales como la stevia o el eritritol, que no elevan los niveles de glucosa en sangre.

‣ **Cocina en casa:** Preparar tus propias comidas te da un mejor control sobre los ingredientes y las porciones, lo cual contribuye a un mejor manejo de la glucosa.

‣ **Hidratación adecuada:** Mantenerse bien hidratado es muy importante para todas las funciones corporales. El agua es la mejor opción para evitar calorías y azúcares adicionales.

‣ **Etiquetas nutricionales:** Aprender a leer las etiquetas nutricionales ayuda a tomar decisiones informadas sobre el contenido de carbohidratos y azúcares en los alimentos procesados.

‣ **Técnicas de cocción saludables:** Optar por métodos de cocción como asar, cocer al vapor, hornear o saltear en lugar de freír reduce el contenido de grasas no saludables y calorías.

‣ **Diario de alimentos:** Llevar un diario de comidas ayuda a identificar patrones y desencadenantes que afectan los niveles de azúcar en sangre.

‣ **Información:** Mantenerse informado sobre la diabetes y la nutrición puede empoderar a las personas a tomar decisiones alimenticias más saludables.

‣ **Control regular de azúcar en sangre:** Monitorear los niveles de glucosa con regularidad puede proporcionar información valiosa sobre cómo los diferentes alimentos afectan el control glucémico.

‣ **Control de estrés:** Técnicas como la meditación, yoga, mindfulness, tai chi y la respiración profunda ayudan a reducir el estrés, que suele impactar negativamente los niveles de azúcar en sangre. Practicar cualquiera de estas técnicas ayuda a reducir el estrés, mejorar la concentración y el sueño, y hacer elecciones alimenticias más conscientes.

- **Sueño adecuado:** Dormir lo suficiente es crucial para el control hormonal y el metabolismo de la glucosa. Intenta dormir entre 7 a 9 horas por noche.

- **Control de peso:** Mantener un peso saludable es crucial en el manejo de la diabetes. Pequeñas pérdidas de peso suelen tener un impacto significativo en el control de la glucosa.

- **Apoyo social:** Unirse a grupos de apoyo o comunidades en línea puede proporcionar motivación, consejos y compartir experiencias con otras personas que viven con diabetes.

- **Revisiones médicas regulares:** Visitar regularmente a un profesional de la salud para monitorear la diabetes y ajustar el tratamiento según sea necesario, es fundamental para un buen manejo de la condición.

- **Actividad física regular:** Incorporar ejercicio regularmente, como caminar, nadar o andar en bicicleta, mejora la sensibilidad a la insulina y ayuda a controlar los niveles de glucosa. Además de actividades cardiovasculares, considera incluir entrenamiento de fuerza, que puede mejorar la sensibilidad a la insulina y aumentar la masa muscular.

- **Apoyo psicológico:** Considera buscar apoyo emocional o psicológico si te sientes abrumado, ya que la salud mental es una parte importante del manejo de la diabetes.

Alimentos y bebidas a evitar

El control de la alimentación es clave para gestionar adecuadamente la diabetes y mantener los niveles de glucosa en sangre dentro de un rango saludable. A continuación, encontrarás una lista detallada de alimentos y bebidas que es recomendable evitar o limitar, junto con una explicación sobre por qué pueden ser perjudiciales para las personas con diabetes.

- **Alcohol en exceso**
Ejemplos: Cerveza, licores, cócteles azucarados.
Motivo: El alcohol puede afectar los niveles de glucosa en sangre y, en exceso, aumentar el riesgo de hipoglucemia,

especialmente si se consume con el estómago vacío.

> **Alimentos fritos y altos en grasas saturadas**
Ejemplos: Papas fritas, pollo frito, hamburguesas.
Motivo: Las grasas saturadas suelen contribuir a la resistencia a la insulina y a aumentar el riesgo de enfermedad cardiovascular.

> **Azúcares refinados y dulces**
Ejemplos: Galletas, pasteles, caramelos, chocolates con alto contenido de azúcar.
Motivo: Estos productos contienen azúcares simples que se absorben rápidamente en el torrente sanguíneo, causando picos bruscos en los niveles de glucosa.

> **Bebidas azucaradas**
Ejemplos: Refrescos, zumos de frutas con azúcar añadida, bebidas energéticas.
Motivo: Las bebidas azucaradas proporcionan una alta cantidad de carbohidratos en forma líquida, lo cual suele elevar rápidamente los niveles de azúcar en sangre.

> **Frutas en conserva con azúcar añadida**
Ejemplos: Frutas en almíbar, frutas confitadas.
Motivo: El azúcar añadido aumenta el contenido calórico y de carbohidratos, lo cual suele provocar picos de glucosa.

> **Harinas refinadas**
Ejemplos: Pan blanco, pasta, arroz blanco.
Motivo: Estos alimentos tienen un alto índice glucémico, lo que significa que suelen aumentar los niveles de glucosa en sangre de manera rápida.

> **Lácteos enteros**
Ejemplos: Leche entera, quesos grasos, yogures azucarados.
Motivo: El contenido de grasas saturadas en estos alimentos puede afectar la sensibilidad a la insulina y la salud cardiovascular.

Formas de cocinar y salud

Cocinar de manera saludable es esencial para todas las personas pero adquiere una mayor importancia a partir de los 40 años. A continuación, se presentan diversas técnicas de cocina, junto con sus beneficios y riesgos para la salud:

Formas más saludables de cocinar

▸ **Vapor**: El método de cocción al vapor es una excelente opción para preservar los nutrientes de los alimentos, ya que no se utilizan grasas adicionales. El vapor ayuda a mantener los alimentos tiernos y jugosos, y es una forma suave de cocinar que no contribuye a la formación de compuestos dañinos.

▸ **Asado al horno**: El asado al horno es una forma saludable de cocinar, ya que no requiere el uso de aceites añadidos. Puedes asar una variedad de alimentos, como verduras, pescado y pollo, para obtener una comida nutritiva y sabrosa.

▸ **Salteado ligero**: El salteado ligero implica cocinar los alimentos rápidamente a fuego alto con un poco de aceite saludable, como el aceite de oliva virgen extra de primera presión en frío. Esta técnica permite que los alimentos se cocinen rápidamente, conservando la textura y los nutrientes.

▸ **Hervido**: El hervido es una forma saludable de cocinar, especialmente para las verduras. Al hervir las verduras, se conservan los nutrientes y se obtiene una textura tierna. Es importante no cocinar en exceso para evitar la pérdida de nutrientes.

▸ **Horneado**: El horneado es una excelente forma de cocinar alimentos sin la necesidad de añadir aceites adicionales. Puedes hornear pescado, aves, vegetales y granos enteros para obtener platos saludables y deliciosos.

Formas menos saludables de cocinar

▸ **Fritura**: La fritura implica sumergir los alimentos en aceite caliente, lo cual aumenta la cantidad de grasas saturadas y calorías. Además, la fritura a altas temperaturas genera compuestos dañinos para la salud.

‣ **Empanado y rebozado**: El empanado y rebozado de alimentos aumenta la cantidad de calorías y grasas en un plato. Los alimentos empanados suelen absorber más aceite durante la cocción, lo que resulta en una comida menos saludable.

‣ **Salsas y aderezos cremosos**: Las salsas y aderezos cremosos a menudo contienen altas cantidades de grasas saturadas y calorías adicionales. Estas salsas pueden aumentar la inflamación y empeorar los dolores.

‣ **Parrilla a altas temperaturas**: Cocinar los alimentos a altas temperaturas en la parrilla puede generar compuestos dañinos, como hidrocarburos aromáticos policíclicos y aminas heterocíclicas, que se han relacionado con un mayor riesgo de cáncer. Además, la carne suele generar compuestos inflamatorios.

Recuerda que la forma en que cocines los alimentos puede tener un impacto en su valor nutricional y en cómo afectan a tu cuerpo. Es importante elegir métodos de cocción saludables para maximizar los beneficios de los alimentos y reducir los posibles efectos negativos.

Apoyo para la diabetes: Recetas fáciles y deliciosas

Descubre una selección de recetas sencillas, nutritivas y deliciosas, diseñadas especialmente para personas con diabetes. Estas opciones no solo te ayudarán a mantener un buen control de tus niveles de glucosa en sangre, sino que también añadirán sabor y variedad a tus menús diarios. ¡Cocinar saludable nunca fue tan fácil y placentero!

Desayunos

1. Yogur natural sin azúcar con bayas (fresas, frambuesas, moras o arándanos) frescas y una pizca de nueces.

2. Huevos revueltos con espinacas y tomates cherry.

3. Avena cocida con rodajas de plátano y una pizca de canela.

4. Batido de proteínas con espinacas, proteína en polvo sin azúcar, y leche de almendra sin azúcar.

5. Tortilla de claras de huevo con espinacas, pimientos y champiñones.

6. Pan integral tostado con aguacate en rodajas y tomate.

7. Batido de bayas con espinacas, proteína en polvo sin azúcar y leche de almendra sin azúcar.

8. Tazón de yogur griego natural sin azúcar con semillas de chía y frutos secos.

9. Pan integral tostado con queso fresco bajo en grasa y rodajas de aguacate.

10. Sándwich de huevo en pan integral con espinacas.

11. Ensalada de frutas frescas con un toque de canela y unas nueces picadas.

12. Tazón de quinoa cocida con leche de almendra sin azúcar, canela y arándanos.

13. Pan integral tostado con puré de judías negras o rojas y rodajas de tomate.

14. Tortitas de avena y plátano (sin azúcar añadido) acompa-ñadas de yogur griego natural.

15. Tazón de frutas frescas variadas con un toque de jugo de limón y menta fresca.

16. Tostada de aguacate con huevo pochado y una pizca de pimienta.

17. Tazón de yogur griego natural sin azúcar con semillas de girasol y trozos de mango.

18. Wrap de huevo revuelto con espinacas y pimientos en una tortilla de trigo integral.

19. Zumo verde con espinacas, pepino, jengibre, y manzana verde.

20. Tazón de cereal integral bajo en azúcar con leche de almendra sin azúcar y fresas frescas.

21. Panqueques de avena con trozos de manzana y canela, sin añadir azúcar.

22. Tazón de queso cottage con kiwi en rodajas y semillas de chía.

23. Sándwich de pan integral con pavo, aguacate y rodajas de tomate.

24. Magdalenas caseras integrales de zanahoria y nueces, endulzados con stevia.

25. Tazón de avena integral cocida con trozos de durazno fresco y almendras fileteadas.

26. Tortilla de claras de huevo con espinacas, champiñones y queso bajo en grasa.

27. Tostadas de centeno con queso cottage, rodajas de fresa y un toque de canela.

28. Batido de proteínas con espinacas, medio plátano y leche de almendra sin azúcar.

29. Tostadas de pan integral con aguacate en rodajas y huevo pochado.

30. Tazón de yogur natural sin azúcar con almendras y rodajas de pera.

31. Panqueques de plátano y avena (sin azúcar añadido), acompañados de fresas frescas.

32. Tazón de quinoa cocida con leche de almendra sin azúcar, canela y arándanos.

33. Pan integral tostado con puré de aguacate, tomate en rodajas y un chorrito de limón.

Almuerzos

1. Ensalada de espinacas con trozos de pollo a la parrilla, fresas o frambuesas, queso feta bajo en grasa y nueces. Aderezo con vinagreta balsámica.

2. Salmón al horno con espárragos y quinoa cocida.

3. Tacos de pavo: utiliza tortillas de maíz integrales, pavo molida magra, pimientos, cebollas, y aguacate.

4. Pollo al curry con vegetales salteados y arroz integral.

5. Ensalada de garbanzos: combina garbanzos, pepino, tomate, cebolla roja y pimiento, aliñado con aceite y limón y aceite de oliva.

6. Ensalada de atún: Mezcla atún enlatado en agua con pepino, tomate, pimiento, cebolla roja y aceitunas. Aliña con aceite de oliva y vinagre balsámico.

7. Pechuga de pollo a la parrilla con ensalada de quinoa, aguacate, tomate y cilantro.

8. Chili de pavo: Prepara un chili con pavo molido magro, alubias, tomates, cebolla, pimiento y especias. Acompáñalo con una ensalada verde.

9. Sopa de lentejas: Cocina lentejas con zanahorias, apio, cebolla y tomate. Añade hierbas aromáticas como tomillo o romero.

10. Filete de salmón a la parrilla con espárragos al vapor y una porción de quinoa.

11. Wrap de pollo: Utiliza una tortilla de trigo integral y rellénala con pollo a la parrilla, lechuga, tomate, aguacate y un poco de aderezo de yogur bajo en grasa.

12. Ensalada griega de garbanzos: Combina garbanzos, pepino, tomate, cebolla roja, pimiento, queso feta bajo en grasa y aceitunas, aliñada con aceite de oliva y limón.

13. Pavo al horno con batatas asadas y brócoli al vapor.

14. Ensalada de salmón: Mezcla salmón a la parrilla, espinacas, arándanos, nueces y queso feta bajo en grasa. Aliña con vinagreta de mostaza y miel.

15. Tacos de pescado: Utiliza filetes de pescado a la parrilla, col rallada, tomate, cebolla y una salsa de yogur baja en grasa en tortillas de maíz integrales.

16. Ensalada de lentejas: Combina lentejas cocidas, tomate, cebolla, pepino y pimiento. Aliña con una vinagreta ligera a base de aceite de oliva, vinagre balsámico y hierbas frescas.

17. Pechuga de pollo al horno con espárragos y batatas asadas.

18. Tofu salteado con vegetales: Saltea tofu con brócoli, zanahoria, pimiento y cebolla en una mezcla de salsa de soja baja en sodio y jengibre.

19. Ensalada de garbanzos con aguacate: Mezcla garbanzos, aguacate, tomate, cebolla roja y cilantro. Aliña con aceite de oliva y limón.

20. Pescado al horno con quinoa y espinacas salteadas.

21. Ensalada de pollo y aguacate: Combina pollo a la parrilla en tiras con aguacate, tomate, maíz, lechuga y un aderezo ligero de limón y cilantro.

22. Estofado de lentejas: Prepara un guiso con lentejas, zanahorias, apio, cebolla, tomate y caldo de verduras.

23. Rollitos de lechuga con carne: Rellena hojas de lechuga con carne molida magra, cebolla, pimiento y especias, y sírvelos con una guarnición de verduras al vapor.

24. Ensalada de quinoa con verduras asadas: Mezcla quinoa cocida con pimientos, calabacín, berenjena y cebolla asados, y aliña con un poco de aceite de oliva y vinagre balsámico.

25. Pollo al limón con brócoli al vapor y arroz integral.

26. Ensalada de salmón y aguacate: Combina salmón a la parrilla con aguacate, espinacas, pepino, tomate y aderezo ligero de yogur y eneldo.

27. Tacos de pollo a la parrilla: Utiliza tortillas de maíz integrales y rellénalas con pollo a la parrilla, repollo rallado, pico de gallo y un toque de lima.

28. Berenjenas rellenas: Rellena berenjenas asadas con una mezcla de quinoa, pimiento, cebolla, tomate y hierbas frescas.

29. Ensalada de garbanzos con atún: Combina garbanzos, atún enlatado (en agua), pepino, pimiento, cebolla roja y perejil, aliñada con aceite de oliva y vinagre.

30. Filete de pescado al horno con espárragos y batatas asadas.

31. Ensalada de pollo y manzana: Mezcla pollo a la parrilla en trozos con manzana, apio, nueces y aderezo de yogur bajo en grasa.

32. Estofado de pollo con verduras: Prepara un estofado con pollo, calabaza, zanahorias, cebolla, tomate y caldo de pollo bajo en sodio.

33. Tacos de pescado al horno: Usa filetes de pescado

blanco al horno con repollo rallado, tomate, aguacate y salsa de yogur.

34. Ensalada de quinoa con vegetales: Mezcla quinoa cocida con calabacín, pimiento, tomate, maíz y aderezo de limón y cilantro.

35. Pechuga de pollo a la parrilla con ensalada de espinacas, fresas, almendras y aderezo balsámico.

36. Ensalada de gambas: Combina gambas cocidas con aguacate, tomate, pepino, hojas de espinaca y aderezo de limón y cilantro.

37. Estofado de pavo: Prepara un estofado con pavo, batatas, zanahorias, cebolla, tomate y caldo de pollo bajo en sodio.

38. Wraps de tofu: Rellena tortillas de trigo integral con tofu salteado, hojas de lechuga, zanahoria rallada y aderezo de tahini bajo en grasa.

39. Ensalada de judías verdes y huevo duro: Mezcla judías verdes cocidas, huevo duro en rodajas, tomate, cebolla roja y aderezo de mostaza y vinagre.

40. Pescado a la parrilla con espárragos al vapor y quinoa.

41. Ensalada de salmón y quinoa: Combina salmón a la parrilla con quinoa cocida, pepino, tomate, espinacas y aderezo de limón y eneldo.

42. Estofado de lentejas y verduras: Prepara un estofado con lentejas, zanahorias, apio, cebolla, tomate y caldo de verduras.

43. Wraps de pollo a la parrilla: Rellena tortillas de maíz integrales con pollo a la parrilla, lechuga, tomate, aguacate y aderezo de yogur bajo en grasa.

Meriendas

1. **Palitos de apio** con mantequilla de maní natural.

2. **Rodajas de pepino con hummus.**

3. **Un puñado de almendras o nueces.**

4. **Queso cottage** con rodajas de manzana.

5. **Rollitos de pavo** con hojas de lechuga y mostaza.

6. **Rodajas de manzana** con mantequilla de almendra natural.

7. **Rodajas de queso** con tomates cherry.

8. **Bastoncitos de zanahoria** con hummus.

9. **Yogur griego natural sin azúcar** con una cucharadita de miel y almendras fileteadas.

10. **Rodajas de tomate** con mozzarella y hojas de albahaca.

11. **Batido** de espinacas, piña, y leche de coco sin azúcar.

12. **Tostadas de centeno** con aguacate y salmón ahumado.

13. **Batido de proteína en polvo** sin azúcar con espinacas, leche de almendra sin azúcar y una cucharadita de mantequilla de almendra.

14. **Rodajas de pera** con queso cottage.

15. **Rodajas de pepino** con salmón ahumado.

16. **Barritas de granola caseras** con nueces, semillas de calabaza y canela (sin azúcar añadido).

17. **Rodajas de naranja** con un puñado de almendras.

18. **Bastoncitos de apio** con queso crema bajo en grasa.

19. **Tostadas de centeno** con requesón y rodajas de tomate.

20. **Rollitos de jamón con queso** y hojas de espinaca.

21. **Batido de bayas** con espinacas, proteína en polvo sin azúcar y leche de almendra sin azúcar.

22. **Barritas de cereales integrales caseras** con nueces y coco rallado (sin azúcar añadido).

23. **Rodajas de piña** con queso ricotta espolvoreado con un toque de canela.

24. **Tostadas de pan integral** con mantequilla de nueces y rodajas de plátano.

25. **Rodajas de manzana** con mantequilla de cacahuate natural.

26. **Puñado de nueces mixtas** y arándanos deshidratados.

27. **Ensalada** de pepino, tomate y albahaca aliñada con vinagre balsámico.

28. **Yogur griego natural sin azúcar** con semillas de chía y una pizca de vainilla.

29. **Palitos de apio** con mantequilla de almendra natural.

30. **Rodajas de pepino** con hummus.

31. **Un puñado de almendras** o nueces.

32. **Tostadas de centeno** con queso cottage y rodajas de tomate.

Cenas

1. **Salmón al horno con espárragos y quinoa**: El salmón es una excelente fuente de proteínas y grasas saludables, y los espárragos y la quinoa son buenas opciones de carbohidratos

de liberación lenta.

2. Ensalada de pollo con aguacate: Combina pollo a la parrilla en trozos con aguacate, hojas verdes, tomate, pepino y aderezo ligero de limón y cilantro.

3. Tacos de pavo: Utiliza tortillas de maíz integrales y rellénalas con pavo molida magra, lechuga, tomate, cebolla y un poco de salsa de tomate casera.

4. Pescado a la parrilla con vegetales asados: Prepara una variedad de vegetales como pimiento, calabacín, cebolla y berenjena asados, y acompáñalos con un filete de pescado a la parrilla.

5. Ensalada de quinoa con vegetales: Mezcla quinoa cocida con brócoli, coliflor, pimientos, cebolla y aderezo de limón y hierbas frescas.

6. Curry de pollo con verduras: Prepara un curry con pechuga de pollo, cebolla, pimiento, zanahorias, calabacín y una salsa de tomate ligera. Sírvelo con arroz integral.

7. Pescado al horno con ensalada de espinacas y fresas: Hornea un filete de pescado con limón, ajo y hierbas, y acompáñalo con una ensalada fresca de espinacas, fresas y almendras.

8. Berenjenas rellenas de quinoa y verduras: Rellena berenjenas asadas con una mezcla de quinoa, tomate, cebolla, pimiento y hierbas frescas, y gratínalas en el horno.

9. Salteado de tofu con brócoli y champiñones: Saltea tofu con brócoli, champiñones, zanahorias y cebolla en una salsa de soja baja en sodio y jengibre, y acompáñalo con arroz integral.

10. Ensalada griega de pollo: Combina pollo a la parrilla en tiras con pepino, tomate, pimiento, aceitunas, queso feta bajo en grasa y aderezo de yogur y eneldo.

11. Ensalada de salmón y aguacate: Combina salmón a la parrilla con aguacate, espinacas, pepino, tomate y aderezo ligero de limón y cilantro.

12. Estofado de pavo con vegetales: Prepara un estofado con pavo, calabaza, zanahorias, cebolla, tomate y caldo de pollo bajo en sodio.

13. Wraps de tofu y vegetales: Rellena tortillas de trigo integral con tofu salteado, hojas de lechuga, zanahoria rallada y aderezo de tahini bajo en grasa.

14. Ensalada de judías verdes y huevo duro: Mezcla judías verdes cocidas, huevo duro en rodajas, tomate, cebolla roja y aderezo de mostaza y vinagre.

15. Pescado a la parrilla con espárragos al vapor y quinoa.

16. Ensalada de pollo al curry: Combina pollo a la parrilla con lechuga, espinacas, manzana, nueces y un aderezo de yogur con curry.

17. Sopa de lentejas con verduras: Prepara una sopa reconfortante con lentejas, zanahorias, apio, cebolla, tomate y caldo de verduras.

18. Pechuga de pollo rellena de espinacas y queso bajo en grasa: Rellena pechugas de pollo con espinacas y queso bajo en grasa, y hornéalas con una pizca de especias.

19. Ensalada de garbanzos con atún: Mezcla garbanzos, atún enlatado (en agua), pepino, pimiento, cebolla roja y perejil, aliñada con aceite de oliva y limón.

20. Tacos de pescado al horno con repollo rallado y salsa de yogur.

21. Ensalada de salmón y quinoa: Combina salmón a la parrilla con quinoa cocida, pepino, tomate, espinacas y aderezo de limón y eneldo.

22. Estofado de lentejas y verduras: Prepara un estofado con lentejas, zanahorias, apio, cebolla, tomate y caldo de verduras.

23. Wraps de pollo a la parrilla: Rellena tortillas de maíz integrales con pollo a la parrilla, lechuga, tomate, aguacate y aderezo de yogur bajo en grasa.

24. Ensalada de garbanzos y atún: Mezcla garbanzos, atún enlatado (en agua), pepino, pimiento, cebolla roja y perejil, aliñada con aceite de oliva y limón.

25. Pechuga de pollo al horno con espárragos y batatas asadas.

26. Berenjenas rellenas de carne magra: Corta berenjenas por la mitad, ásalas en el horno y luego rellénalas con una mezcla de carne molida magra, cebolla, pimiento y tomate. Hornea hasta que estén tiernas.

27. Pollo al limón con espárragos: Prepara pechugas de pollo a la parrilla o al horno con un toque de limón y acompáñalas con espárragos asados.

28. Ensalada de espinacas y fresas: Mezcla espinacas frescas con fresas en rodajas, nueces, queso feta bajo en grasa y aderezo de vinagreta balsámica.

29. Salmón a la parrilla con salsa de aguacate: Cocina filetes de salmón a la parrilla y sirve con una salsa cremosa de aguacate, cilantro y lima.

30. Curry de garbanzos y espinacas: Prepara un curry suave con garbanzos, espinacas, cebolla, ajo, jengibre y una mezcla de especias como cúrcuma, comino y cilantro.

31. Chile con pavo: Prepara un chile con pavo magro, alubias, tomate, pimientos y especias. Sirve con una pizca de queso cheddar bajo en grasa y aguacate.

32. Pechuga de pollo rellena de espinacas y queso feta: Rellena pechugas de pollo con espinacas y queso feta bajo en grasa, y ásalas al horno con una cobertura de tomate y albahaca.

33. Ensalada de salmón y aguacate: Combina salmón a la parrilla con aguacate, hojas verdes, pepino, tomate y aderezo de limón y eneldo.

34. Tacos de camarones a la parrilla: Prepara tacos con camarones a la parrilla, repollo rallado, salsa de yogur bajo en grasa, cilantro y lima.

35. Estofado de pollo con verduras: Cocina un estofado con pollo, zanahorias, apio, cebolla, tomate y caldo de pollo bajo en sodio.

36. Ensalada de quinoa con vegetales asados: Mezcla quinoa cocida con vegetales asados como pimientos, calabacín, cebolla y berenjena, aliñada con aceite de oliva y limón.

37. Pavo al curry con brócoli y arroz integral: Prepara un salteado de pavo con una salsa de curry suave, brócoli al vapor y arroz integral.

38. Ensalada de aguacate, tomate y garbanzos: Combina aguacate, tomate, garbanzos, cebolla roja y cilantro, aliñada con un poco de aceite de oliva y vinagre balsámico.

39. Pescado al horno con vegetales al vapor: Hornea un filete de pescado con limón y hierbas frescas, y acompáñalo con una mezcla de vegetales al vapor.

40. Tacos de pollo a la parrilla con salsa de mango y repollo rallado.

41. Ensalada de salmón y pepino: Combina salmón a la parrilla con rodajas de pepino, hojas verdes, tomate cherry y aderezo de yogur y eneldo.

42. Fajitas de pollo con pimientos y cebolla: Saltea tiras de pollo con pimientos y cebolla, y sírvelas en tortillas de trigo integral con un toque de guacamole y salsa de tomate casera.

43. Sopa de pollo con verduras: Prepara una sopa con trozos de pollo, calabacín, zanahoria, apio, cebolla y caldo de pollo bajo en sodio.

44. Tofu salteado con vegetales y arroz integral: Saltea tofu con brócoli, zanahorias, pimientos y cebolla, y acompaña con arroz integral.

45. Ensalada griega de pavo: Combina pavo a la parrilla en tiras con lechuga, tomate, pepino, aceitunas, queso feta bajo en grasa y aderezo de vinagreta de limón.

46. Ensalada de lentejas con espinacas y tomate: Mezcla lentejas cocidas con espinacas frescas, tomate, cebolla morada y aderezo de vinagreta balsámica.

47. Pollo al horno con espárragos y batata: Hornea pechugas de pollo con rodajas de batata y espárragos, aliñados con aceite de oliva y hierbas frescas.

48. Salmón a la parrilla con ensalada de aguacate y quinoa: Acompaña un filete de salmón a la parrilla con una ensalada de quinoa, aguacate, tomate, pepino y aderezo de limón.

49. Tacos de pavo con salsa de mango: Rellena tortillas de maíz integral con pavo a la parrilla, repollo rallado, salsa de mango casera y cilantro fresco.

50. Estofado de garbanzos y espinacas: Prepara un estofado con garbanzos, espinacas, cebolla, ajo, tomate, caldo de verduras y una pizca de comino.

51. Pechuga de pollo rellena de espinacas y queso ricotta: Rellena pechugas de pollo con una mezcla de espinacas, queso ricotta bajo en grasa y ajo, y ásalas al horno con una cobertura de tomate y albahaca.

52. Ensalada de pollo con manzana y nueces: Mezcla trozos de pollo a la parrilla con manzana en rodajas, nueces, espinacas frescas y aderezo de yogur bajo en grasa.

53. Tofu salteado con verduras al estilo asiático: Saltea cubos de tofu con pimientos, zanahorias, brócoli y cebolla en una mezcla de salsa de soja baja en sodio, jengibre y ajo.

54. Salmón al horno con coles de Bruselas asadas: Hornea filetes de salmón con un toque de limón y acompáñalos con coles de Bruselas asadas con aceite de oliva y pimentón.

55. Ensalada de quinoa con pimientos asados y aguacate: Mezcla quinoa cocida con pimientos asados, aguacate, maíz, cilantro fresco y aderezo de limón y comino.

56. Pechuga de pavo a la parrilla con espinacas y fresas: Prepara pechugas de pavo a la parrilla y acompáñalas con una ensalada de espinacas, fresas, nueces y aderezo de vinagreta balsámica.

57. Ensalada de camarones y aguacate: Combina camarones cocidos, aguacate, maíz, tomate, cebolla roja y cilantro, aliñada con un poco de jugo de lima y aceite de oliva.

58. Enchiladas de pollo con salsa verde: Rellena tortillas de maíz integral con pollo desmenuzado, cebolla, pimiento, espinacas y salsa verde baja en sodio, y hornea hasta que estén calientes.

59. Salteado de salmón con brócoli y champiñones: Saltea trozos de salmón con brócoli, champiñones y cebolla en una mezcla de salsa de soja baja en sodio, jengibre y ajo.

60. Tacos de lentejas con salsa mexicana "pico de gallo": Rellena tortillas de trigo integral con lentejas cocidas, salsa "pico de gallo", aguacate en rodajas y cilantro.

61. Sopa de lentejas con vegetales: Prepara una sopa reconfortante con lentejas, zanahorias, apio, cebolla, espinacas y caldo de verduras bajo en sodio.

62. Pechuga de pollo a la parrilla con ensalada de mango: Acompaña pechugas de pollo a la parrilla con una fresca ensalada de mango, pepino, hojas verdes y aderezo de limón.

63. Tacos de pescado al horno con repollo y salsa de yogur: Hornea filetes de pescado con una cobertura de especias y sírvelos en tortillas de maíz integral con repollo rallado y salsa de yogur baja en grasa.

64. Ensalada de quinoa con aguacate y tomate: Mezcla quinoa cocida con aguacate, tomate, cilantro, maíz y aderezo de limón y comino.

65. Pollo al curry con vegetales mixtos: Prepara un curry suave con trozos de pollo, pimientos, zanahorias, chícharos y leche de coco light.

66. Ensalada de espinacas con salmón ahumado: Mezcla espinacas frescas con salmón ahumado, huevo duro, aguacate, pepino y aderezo de vinagreta balsámica.

67. Salteado de tofu con brócoli y champiñones: Saltea tofu con brócoli, champiñones, pimientos y cebolla en una mezcla de salsa de soja baja en sodio, jengibre y ajo.

68. Hamburguesas de pavo con ensalada de col rizada: Prepara hamburguesas de pavo magro y sírvelas con una ensalada de col rizada, manzana, nueces y aderezo de mostaza y miel.

69. Ensalada de pollo con quinoa y vegetales: Combina pollo a la parrilla con quinoa, pepino, tomate, pimiento y aderezo de limón y hierbas frescas.

70. Sopa de pollo y vegetales con fideos integrales: Prepara una sopa reconfortante con trozos de pollo, zanahorias, apio, cebolla, calabacín y fideos integrales.

71. Pescado a la plancha con ensalada de aguacate y toma-te: Prepara un filete de pescado a la plancha y acompáñalo con una ensalada de aguacate, tomate, cebolla morada y cilantro, aliñada con un poco de aceite de oliva y limón.

72. Ensalada de garbanzos con vegetales asados: Mezcla garbanzos cocidos con vegetales asados como pimientos, calabacín, cebolla y berenjena, aliñada con una vinagreta de limón y hierbas frescas.

73. Pollo al curry con espinacas y arroz integral: Prepara un curry de pollo con espinacas y acompáñalo con arroz integral.

74. Sopa de verduras con albóndigas de pavo: Prepara una sopa de verduras con albóndigas de pavo magro, zanahoria, apio, cebolla y caldo de pollo bajo en sodio.

75. Ensalada de pollo con queso feta y aceitunas: Combina pollo a la parrilla con lechuga, pepino, tomate, queso feta bajo en grasa, aceitunas y aderezo de vinagreta balsámica.

76. Ensalada de salmón con aguacate y pepino: Mezcla salmón a la parrilla con aguacate, pepino, hojas verdes, tomate cherry y aderezo de yogur y eneldo.

77. Pollo al horno con vegetales asados: Prepara pechugas de pollo al horno con brócoli, zanahorias, pimientos y cebolla, aliñados con un poco de aceite de oliva, ajo y hierbas frescas.

78. Tacos de pavo con coles de Bruselas asadas: Rellena tortillas de maíz integral con pavo a la parrilla, coles de Bruselas asadas y salsa de tomate casera.

79. Ensalada griega de lentejas: Combina lentejas cocidas con pepino, tomate, cebolla morada, aceitunas, queso feta bajo en grasa y aderezo de vinagreta de limón.

80. Estofado de pollo con verduras: Prepara un estofado reconfortante con trozos de pollo, calabacín, zanahoria, apio, cebolla y caldo de pollo bajo en sodio.

JUGOS, ZUMOS Y BATIDOS

Los alimentos crudos, también llamados alimentos 'vivos', son una fuente excepcional de vitaminas, minerales, fibra, oligoelementos, enzimas y otros compuestos beneficiosos que protegen nuestra salud. Incorporarlos en la rutina alimentaria no solo ayuda a prevenir enfermedades, sino que también mejora síntomas asociados con diversos trastornos, retrasa el envejecimiento, regula la flora intestinal y aporta energía y vitalidad.

Además de consumir ensaladas, frutas enteras y frutos secos, una de las formas más sencillas y cómodas de garantizar este aporte diario es mediante la preparación de zumos, batidos y jugos caseros. Estas bebidas son una alternativa ideal para quienes no disfrutan de consumir frutas y verduras directamente, ofreciendo una manera deliciosa y nutritiva de integrar estos alimentos esenciales. En un mundo dominado por alimentos ultraprocesados y toxinas, necesitamos más que nunca buenos nutrientes que favorezcan la desintoxicación del organismo y mantengan la salud en equilibrio.

Una práctica común entre muchas personas es utilizar solo frutas para preparar sus zumos y batidos, pasando por alto las extraordinarias propiedades de las verduras y hortalizas. Incorporarlas no solo aporta variedad y mayor valor nutricional, sino que también potencia los beneficios de estas preparaciones, que destacan por sus capacidades antioxidantes, remineralizantes, tonificantes y alcalinizantes. Estas cualidades ayudan a equilibrar el organismo, rejuvenecer las células y mejorar el bienestar general. Además, incluir verduras y hortalizas permite reducir el índice glucémico, aumentar la sensación de saciedad y optimizar los beneficios para la salud.

Es importante destacar que la mayoría de los zumos

disponibles en supermercados y tiendas están lejos de ser opciones saludables. Normalmente, estos productos industriales contienen cantidades excesivas de azúcares añadidos, edulcorantes, conservantes y otros aditivos químicos que resultan perjudiciales. Por otro lado, los procesos de pasteurización eliminan gran parte de las vitaminas y enzimas esenciales, y muchas carecen de fibra debido a su alto nivel de refinamiento. En muchos casos, contienen muy poca fruta real, convirtiéndose así en productos altamente procesados y carentes de valor nutricional.

Otro aspecto preocupante es su elevado índice glucémico, capaz de provocar picos de azúcar en la sangre, favorecer el aumento de peso y generar alteraciones metabólicas a largo plazo. Por estas razones, la mejor manera de disfrutar de zumos y batidos saludables es elaborarlos en casa, empleando ingredientes frescos, naturales y de calidad, garantizando así una bebida rica en nutrientes y beneficios reales para nuestro cuerpo.

Para mantener un cuerpo sano y lleno de energía, incorporar la ingesta diaria de zumos frescos de frutas, verduras y hortalizas es una práctica ideal. La amplia variedad de combinaciones posibles no solo proporciona sabor y frescura, sino que también ofrece ventajas específicas para afecciones como la artritis, gracias a nutrientes clave que favorecen el bienestar integral. Convertir esta costumbre en un hábito cotidiano puede transformar tu salud, revitalizarte y mejorar tu calidad de vida. ¡Atrévete a probarlo y siente la diferencia!

Consejos sobre su consumo en personas con diabetes

Las personas con diabetes pueden disfrutar de jugos, zumos o batidos, pero deben tomarlos de manera cuidadosa, eligiendo los momentos adecuados del día y los ingredientes correctos para evitar picos en los niveles de azúcar. Aquí hay algunas recomendaciones clave:

▸ **Momento Ideal para Consumirlos**
Por las mañanas: Es recomendable tomar jugos o batidos por

la mañana junto con un desayuno equilibrado. Esto ayuda a aprovechar la energía durante el día y evitar picos inesperados de glucosa.

Después de una actividad física: Consumir estas bebidas después de hacer ejercicio puede ser beneficioso, ya que la actividad física mejora la sensibilidad a la insulina y permite que el cuerpo procese mejor los carbohidratos.

Entre comidas principales: Tomarlos como un snack entre el desayuno y el almuerzo, o entre el almuerzo y la cena, evita que descienda demasiado el nivel de azúcar en sangre.

> **Ingredientes Bajos en Azúcar**

Para que estas bebidas sean seguras y saludables, elige ingredientes con bajo índice glucémico que tengan un impacto mínimo en la glucosa. En este capítulo descubrirás los más adecuados.

> **Proteínas y grasas saludables:**

Añadir semillas de chía, lino (linaza), avena integral, mantequilla de almendras (sin azúcar) o yogurt griego sin azúcar puede ayudar a retrasar la absorción de glucosa.

Un poco de aguacate también es ideal para darle cremosidad al batido y añadir grasas saludables.

Líquidos adecuados: Usa agua, agua de coco sin azúcar o leche vegetal sin endulzar en lugar de jugos de fruta comercializados o agua endulzada.

> **Combina Fibra y Proteínas para Mejor Control**

Añadir una buena fuente de fibra, como las semillas de chía o avena integral, junto con una fuente de proteína (como el yogurt griego sin azúcar o proteína vegetal en polvo), ayuda a ralentizar la absorción de los azúcares naturales y a mantener estables los niveles de glucosa en sangre.

> **Tamaño y Frecuencia de las Porciones**

Porciones pequeñas: Opta por no más de 6-8 onzas (unos 200 ml) de jugo o batido. Esto reduce la carga de carbohidratos en tu organismo.

No todos los días: Reserva el consumo de jugos o batidos para ocasiones específicas, y prioriza el consumo de frutas y vegetales frescos enteros, ya que contienen más fibra.

▸ **Siempre Controla tu Glucosa**
Antes y después de tomar jugos o batidos, revisa tus niveles de glucosa para verificar cómo reacciona tu cuerpo. Esto te permitirá ajustar los ingredientes y las porciones en el futuro.

Siguiendo estas recomendaciones, puedes disfrutar de jugos y batidos caseros ocasionales sin comprometer tu salud. ¡La clave está en la moderación y en elegir ingredientes inteligentes!

Zumos y jugos: Descubre su poder

Incorporar licuados o batidos en tu dieta puede ser una decisión excelente para tu salud. A continuación, se destacan algunos de sus beneficios más relevantes:

▸ **Cumplimiento de la ingesta recomendada de frutas y verduras**: Los licuados y batidos son una forma práctica y deliciosa de alcanzar las 5 raciones diarias recomendadas de frutas y verduras, asegurando una amplia gama de nutrientes esenciales para nuestro cuerpo.

▸ **Fácil asimilación y digestión**: Al estar en forma líquida, se digieren con mayor facilidad y permiten la rápida absorción de nutrientes, siendo ideales para personas con sensibilidad o problemas digestivos.

▸ **Complemento vitamínico y mineral**: Elaborados con frutas y verduras frescas, los licuados y batidos son una excelente fuente de vitaminas y minerales esenciales para el funcionamiento óptimo de nuestro organismo.

▸ **Depuración y desintoxicación del organismo**: Ingredientes como hojas verdes y antioxidantes naturales favorecen la eliminación de toxinas, promoviendo la salud celular y una limpieza interna efectiva.

▸ **Equilibrio del pH corporal**: Gracias a alimentos alcalinos, los licuados y batidos ayudan a estabilizar el pH del cuerpo, contribuyendo a prevenir enfermedades y fomentar el bienestar.

▸ **Reducción de la inflamación**: Ingredientes con propiedades antiinflamatorias como el jengibre, la cúrcuma o las hojas verdes ayudan a combatir la inflamación y cuidar de nuestro bienestar general.

▸ **Sustitución de una comida completa**: Combinar grasas saludables, proteínas y carbohidratos complejos convierte a los batidos en una opción equilibrada y nutritiva para reemplazar una comida completa, promoviendo saciedad y energía sostenida.

▸ **Mantenimiento del peso ideal**: Su bajo contenido calórico y alta concentración de nutrientes favorecen una alimentación equilibrada, ayudándote a controlar el apetito y alcanzar tu peso ideal.

▸ **Mejora la salud y belleza de la piel**: Vitaminas como la A y la C contenidas en los ingredientes frescos contribuyen a una piel radiante, saludable y bien hidratada.

▸ **Retraso del envejecimiento celular**: Los antioxidantes presentes en los ingredientes combaten el daño oxidativo, ayudando a preservar una apariencia más juvenil y protegiendo las células de nuestro cuerpo.

▸ **Aporte de energía y vitalidad**: Los licuados y batidos pueden incluir superalimentos que otorgan un impulso de energía duradero, manteniéndote activo y revitalizado durante todo el día.

En conclusión, los licuados y batidos son una opción nutritiva, práctica y versátil para incorporar en tu alimentación. Además de facilitar el consumo diario de frutas y verduras, ofrecen una variedad de beneficios para tu salud y bienestar general, todo ello de una manera deliciosa y fácil de disfrutar.

Diferencias entre los zumos caseros y los comerciales

Hoy en día, resulta complicado distinguir qué alimentos realmente benefician nuestra salud. La variedad en los supermercados es abrumadora, con estantes repletos de opciones atractivas y envases llamativos que prometen ser naturales y saludables. A menudo, la publicidad y el diseño captan nuestra atención, pero ¿estamos comprando auténticas bebidas naturales a base de frutas y/o verduras? ¿Sabes cuáles son las principales diferencias entre un preparado casero y las opciones industriales? ¿Es verdad que los productos envasados son tan nutritivos como aparentan? Si dedicas unos minutos a leer detenidamente sus ingredientes y analizar su composición, podrías llevarte más de una sorpresa.

Hace algunos años, se establecieron regulaciones internacionales para definir los estándares que cada bebida a base de frutas debe cumplir, especificando las características precisas de cada tipo de producto. En las próximas líneas, exploraremos estos aspectos y aclararemos las diferencias esenciales.

▸ Zumo de fruta
Esta bebida se elabora a partir de frutas frescas, refrigeradas o congeladas, sin pasar por procesos de fermentación. Puede incluir la pulpa de la fruta extraída por separado y, en algunos casos, estar compuesta por una mezcla de varias frutas. En su etiqueta debe especificarse la composición en orden decreciente, incluyendo el porcentaje de cada una.

A menudo se somete a tratamientos de esterilización o pasteurización para prolongar su vida útil y evitar la necesidad de refrigeración. Sin embargo, este proceso conlleva una pérdida significativa de nutrientes esenciales, como vitaminas y enzimas. Además, carece de la fibra natural presente en las frutas enteras.

▸ Zumo a partir de concentrados
Se elabora reconstituyendo zumos concentrados mediante la mezcla con agua. Para obtener el concentrado, se extrae el jugo natural de la fruta mediante evaporación u otros procesos físicos. En este punto, pueden añadirse aromas o pulpa de frutas similares para recuperar parte del sabor.

Aunque es una opción extendida, durante su elaboración se pierden enzimas, la mayoría de las vitaminas, parte de los minerales y la fibra que caracteriza a la fruta natural.

▸ Zumo de fruta deshidratado o en polvo

En este caso, se elimina el agua de las frutas para obtener un producto seco en forma de polvo, que posteriormente puede rehidratarse añadiendo agua o comercializarse directamente en esta presentación. Este proceso también implica la pérdida de enzimas, vitaminas, minerales y fibra.

‣ Néctar de fruta
No corresponde a un zumo en sentido estricto, sino a una bebida preparada con concentrado de frutas, agua y azúcares o edulcorantes. Su perfil nutricional es bastante pobre en comparación con las frutas naturales, y habitualmente se le añaden aditivos para mejorar el sabor, el color o garantizar su conservación.

‣ Bebidas con zumo
Estas mezclas combinan diversas frutas, pero el porcentaje real de zumo es muy bajo. En su mayoría, estas bebidas carecen de los nutrientes naturales de la fruta, porque están compuestas principalmente de agua, aromas, colorantes y edulcorantes.

‣ Bebidas de zumo con leche
Aunque incluyen zumo de frutas, este generalmente proviene de concentrados y en cantidades mínimas. Se combinan con leche, agua, aromas y otros ingredientes. Estas bebidas no pueden calificarse como auténticos zumos, y las vitaminas presentes suelen añadirse artificialmente durante el proceso de elaboración para compensar la pérdida de nutrientes en los pasos previos.

‣ Jugos de hortalizas y/o verduras
Elaborados a través de procesos industriales, estos productos obtienen el líquido de verduras y hortalizas mediante métodos de extracción específicos. Pueden incluir adicionados de pulpa o purés de vegetales procesados, además de mezclas de diferentes variedades para crear perfiles más equilibrados o atractivos.

Por lo general, estos jugos están sometidos a tratamientos como la pasteurización o la esterilización, lo que extiende su vida útil y evita la necesidad de refrigeración. Sin embargo, estos procesos suelen reducir la concentración de nutrientes esenciales como vitaminas y fitonutrientes. También carecen de fibra natural, y en algunos casos se añaden conservantes, sal o potenciadores del sabor que alteran su valor nutricional.

▸ Batidos comerciales

Los batidos industriales mezclan frutas, hortalizas y/o verduras en forma de purés o concentrados con agua, leche, bebidas vegetales u otros líquidos. Su textura es más espesa que la de los jugos porque suelen incluir mayor proporción de pulpa o ingredientes ricos en fibra.

Para mejorar su aspecto, sabor y durabilidad, los batidos comerciales pueden contener azúcares añadidos, conservantes, colorantes y aromas que alteran la composición natural del producto. Además, suelen ser sometidos a procesos como la pasteurización o esterilización térmica para garantizar su conservación a temperatura ambiente. Esto también puede impactar los nutrientes originales, afectando su calidad nutricional.

Ventajas generales de los zumos y jugos caseros

Después de descubrir qué contienen realmente los preparados comerciales, resulta evidente que prepararlos en casa tiene muchísimas ventajas. A continuación se presentan las principales:

▸ **Control total de los ingredientes**: Al preparar nuestros propios zumos, tenemos la certeza de los ingredientes que usamos. Sin aditivos innecesarios, sin conservantes y, sobre todo, sin sorpresas desagradables.

▸ **Variedad y creatividad**: Podemos elegir nuestras frutas y verduras favoritas, experimentar con combinaciones o aprovechar todo lo que esté de temporada. Esto no solo trae una explosión de sabores diferentes, sino también un aumento en los beneficios nutricionales.

▸ **Aroma y sabor auténtico**: Los zumos caseros destacan por mantener el aroma y sabor genuino de las frutas y verduras frescas. Nada se compara con disfrutar de un zumo recién hecho, lleno de frescura natural.

▸ **Retención máxima de nutrientes:** Vitaminas, minerales, enzimas naturales, antioxidantes y otros nutrientes permanecen intactos cuando preparamos los zumos en casa. Esto amplifica los beneficios para nuestra salud de forma significativa.

▸ **Productos de calidad:** Tenemos la libertad de escoger ingredientes frescos, de temporada y en su mejor punto de maduración. Esto garantiza no solo un sabor óptimo, sino también una calidad nutricional insuperable.

▸ **Ventajas de los alimentos de temporada:** Consumir frutas y verduras de temporada es una decisión sostenible, saludable y económica. Estas opciones suelen tener más sabor y valor nutricional, además de ser más accesibles para el bolsillo.

▸ **Personalización total:** Dependiendo del método que usemos (licuadora o batidora), podemos elegir entre un zumo más claro y ligero, o uno más consistente con mayor contenido de fibra. Esto permite adaptarlos a nuestras necesidades.

▸ **Una opción saludable para los más pequeños:** Los zumos caseros son una excelente forma de incluir frutas y verduras en la dieta de los niños, especialmente si no les gustan. Con creatividad en sabores y presentaciones, se pueden hacer irresistibles para ellos.

Posibles efectos adversos

Si padeces **gastritis, colitis, colon irritable, estreñimiento o SIBO**, es fundamental tomar ciertas precauciones al preparar tus licuados o batidos. Estas recomendaciones te permitirán disfrutar de sus beneficios sin agravar tus síntomas:

▸ **Utiliza una licuadora en lugar de una batidora:** En casos de patologías digestivas, es preferible optar por una licuadora para preparar tus zumos. Esto ayuda a eliminar gran parte de la fibra de los ingredientes, ofreciendo un líquido más suave para el sistema digestivo.

▸ **Modera la cantidad de fibra:** Aunque la fibra aporta

múltiples beneficios, un consumo excesivo puede causar gases, hinchazón abdominal o estreñimiento, especialmente en personas con problemas digestivos. Por eso, es crucial controlar la cantidad de fibra en tus licuados, evitando ingredientes como pulpa de frutas, semillas y cereales integrales.

‣ **Introduce los zumos de forma gradual**: Si no estás segura/o de cómo reaccionará tu cuerpo a los licuados y batidos, comienza con pequeñas cantidades. Esto te permitirá evaluar su impacto en tu digestión y ajustar las recetas según tu necesidad.

‣ **Consúmelos preferiblemente con el estómago vacío**: Para favorecer la asimilación de nutrientes y optimizar la digestión, lo ideal es tomar los zumos con el estómago vacío. Esto reduce el riesgo de molestias digestivas y te permite aprovechar mejor sus beneficios.

‣ **Adapta las recetas según tus necesidades**: Cada organismo es único, y la forma en que reaccionamos a los alimentos puede variar. Por eso, escucha a tu cuerpo, ajusta tus combinaciones de ingredientes y elige aquellos que te sienten mejor.

Recomendaciones generales

Los licuados y batidos pueden ser una forma práctica y deliciosa de mantener una alimentación saludable, pero es importante seguir ciertas estrategias para adecuarlos a las necesidades de las personas con diabetes:

‣ **Consumo moderado de frutas**: Si bien las frutas son muy saludables, es fundamental considerar su contenido de fructosa, el azúcar natural de la fruta. Para las personas con diabetes, se recomienda priorizar frutas con un índice glucémico bajo, como fresas, frambuesas, moras, arándanos, manzana verde, pera, cerezas y kiwi. Consumir frutas en exceso puede alterar los niveles de glucosa en sangre, por lo que su consumo debe ser responsable.

‣ **Opta por frutas de temporada**: Optar por frutas frescas y de temporada es una excelente opción. Estas no solo tienen un mayor contenido de nutrientes y mejor sabor, sino que también pueden ayudar a evitar los picos de glucosa asociados al consumo de frutas demasiado maduras. Además, son más accesibles económicamente.

▸ **Elige combinaciones adecuadas**: Al combinar diferentes frutas en licuados o batidos, es importante elegir combinaciones que mantengan un bajo índice glucémico. También es recomendable adicionar ingredientes que ayuden a reducir la absorción de azúcares, como hojas verdes (espinaca, kale) o alimentos ricos en fibra.

▸ **Cantidad moderada de ingredientes**: Evitar el uso excesivo de ingredientes en las recetas de licuados es clave para un mejor control metabólico y digestivo. Utiliza unos pocos ingredientes en proporciones adecuadas, ya que las combinaciones muy cargadas pueden dificultar la digestión y generar malestar estomacal.

▸ **Incluye hojas verdes o verduras**: Agregar hojas verdes o verduras a los licuados, como espinaca, pepino o apio, es altamente recomendable, ya que estas opciones ayudan a reducir el índice glucémico de la bebida y aportan vitaminas, minerales y fibra. Esto las convierte en un aliado importante para personas con diabetes.

▸ **Masticación incluso en líquidos**: Aunque los licuados sean líquidos, es recomendable consumirlos despacio y realizar movimientos de masticación. Esto permite la segregación de enzimas digestivas que facilitan la absorción de nutrientes y evitan problemas como gases, inflamación o digestiones pesadas.

▸ **Conservación adecuada**: Siempre es ideal consumir los licuados o batidos recién preparados para aprovechar su frescura y contenido nutricional. En caso de que necesites reservarlos, consérvalos en el refrigerador dentro de un recipiente oscuro y bien cerrado. También puedes congelarlos en porciones individuales para mantener su calidad durante más tiempo.

▸ **Hazlo divertido y personalizado**: Si buscas hacer más

divertida la experiencia de consumir licuados, especialmente para niños, una idea atractiva es congelar las bebidas en moldes con formas divertidas. Esto puede resultar una manera creativa de disfrutar de una alimentación saludable.

Consejos generales de preparación

Preparar zumos frescos es una manera sencilla y saludable de aprovechar al máximo los nutrientes presentes en frutas y verduras. Si deseas optimizar el proceso y garantizar seguridad, aquí tienes algunas recomendaciones:

> **Prioriza los ingredientes biocultivados**: Siempre que sea posible, selecciona frutas y verduras de origen biológico. Esto asegura un consumo libre de pesticidas y sustancias químicas dañinas, promoviendo una dieta más saludable.

> **Lava bien los ingredientes**: Lava cuidadosamente frutas y hortalizas para eliminar restos de tierra, microorganismos y pesticidas. Además, retira las zonas dañadas o con moho para evitar cualquier tipo de contaminación en el zumo.

> **Corta en trozos pequeños**: Facilita el trabajo de la licuadora cortando los ingredientes en piezas pequeñas. Esto garantiza una textura más homogénea y acelera el proceso de preparación.

> **Adapta ingredientes con bajo contenido de agua**: Frutas y verduras con poca agua, como plátanos y aguacates, suelen necesitar una mezcla previa. Prepara primero el líquido con ingredientes más jugosos y luego agrega las frutas más sólidas utilizando una batidora.

> **Pela ciertas frutas**: Es importante pelar frutas cítricas como naranjas y pomelos, ya que su piel contiene compuestos tóxicos. Sin embargo, deja la parte blanca (albedo), que es rica en nutrientes. También, frutas tropicales como papaya y kiwi deben pelarse al ser cultivadas en regiones con regulaciones menos estrictas sobre sustancias químicas.

> **Retira las pepitas**: Las pepitas de manzana contienen trazas de cianuro y deben eliminarse antes de preparar el

zumo. Por el contrario, las semillas de uvas, melón, lima y limón no representan ningún riesgo y pueden incluirse para aprovechar sus propiedades.

‣ **Aprovecha los tallos y hojas**: En general, las hojas y tallos de los alimentos pueden ser incorporados al zumo, aportando nutrientes extras. Sin embargo, es esencial retirar las hojas de zanahoria y ruibarbo, ya que contienen compuestos tóxicos perjudiciales para la salud.

‣ **Consume el zumo recién preparado**: Para preservar al máximo los nutrientes y evitar la oxidación, el zumo debe consumirse justo después de prepararlo. Así disfrutarás de todas sus propiedades intactas.

‣ **Retira hojas amargas de apio**: Las hojas de apio, cuando tienen un sabor amargo, pueden alterar el resultado final. Retíralas antes de incluir el tallo en el zumo para obtener un sabor más equilibrado y agradable.

Recetas sugeridas

Aquí encontrarás una variedad de recetas de zumos, jugos y batidos saludables, perfectos para ti. Estas bebidas están elaboradas con ingredientes frescos y cuidadosamente seleccionados para ayudarte a controlar los niveles de glucosa en sangre, mientras disfrutas de sabores deliciosos y naturales. ¡Refresca tu día de manera saludable y placentera!

‣ **Batido verde antioxidante**
Ingredientes: 1 taza de espinacas frescas, 1/2 pepino, 1/2 manzana verde, 1/2 aguacate y 1 taza de agua o leche de almendras sin azúcar.
Instrucciones: Mezcla todos los ingredientes en una licuadora hasta obtener una mezcla suave. Sirve de inmediato.

‣ **Jugo de zanahoria y jengibre**
Ingredientes: 3 zanahorias, 1/2 pepino, 1 trozo pequeño de jengibre fresco (al gusto) y 1 limón (opcional).
Instrucciones: Extrae el jugo de las zanahorias, el pepino y el jengibre con una licuadora. Si lo deseas, añade jugo de limón.

▸ Batido de bayas y yogur
Ingredientes: 1/2 taza de bayas mixtas (fresas, moras, arándanos, frambuesas), 1/2 taza de yogur griego natural sin azúcar, 1/2 taza de agua o leche de almendras sin azúcar y 1 cucharadita de semillas de chía (opcional).
Instrucciones: Licúa todos los ingredientes hasta obtener una consistencia homogénea. Disfruta frío.

▸ Zumo de apio y limón
Ingredientes: 4 tallos de apio, 1/2 limón y 1/2 taza de agua.
Instrucciones: Licúa el apio con agua, luego cuela el jugo. Añade el jugo de limón antes de servir.

▸ Batido de pepino y kiwi
Ingredientes: 1 pepino, 1 kiwi pelado, 1/2 taza de espinacas, 1 taza de agua y hojas de menta (opcional).
Instrucciones: Licúa todos los ingredientes. Sirve frío.

▸ Jugo de tomate y albahaca
Ingredientes: 2 tomates maduros, 1/2 pimiento rojo, 1/4 de cebolla pequeña, hojas frescas de albahaca y 1 taza de agua.
Instrucciones: Licúa todos los ingredientes hasta obtener una mezcla suave. Sirve frío.

▸ Batido de calabacín y manzana
Ingredientes: 1/2 calabacín, 1/2 manzana verde, 1/2 limón (el jugo) y 1 taza de agua o leche de coco sin azúcar.
Instrucciones: Mezcla todos los ingredientes en una licuadora. Agrega hielo si lo deseas frío.

▸ Zumo de remolacha y naranja
Ingredientes: 1 remolacha pequeña, 1 naranja pequeña y 1 zanahoria.
Instrucciones: Pela la remolacha y la naranja. Utiliza una licuadora. Sirve inmediatamente.

▸ Batido de espinacas y frutos del bosque
Ingredientes: 1 taza de espinacas frescas, 1/2 taza de arándanos, 1/2 taza de fresas, 1/2 taza de yogur griego natural sin azúcar y 1 taza de agua o leche de almendras sin azúcar.

Instrucciones: Licúa todos los ingredientes hasta obtener una mezcla homogénea. Sirve frío.

▸ Jugo de nopal y piña
Ingredientes: 1 nopal pequeño, limpio y picado, 1 rodaja de piña, 1/2 pepino y 1 taza de agua.
Instrucciones: Licúa todos los ingredientes hasta obtener una mezcla suave. Cuela para eliminar cualquier parte fibrosa. Sirve fresco.

▸ Batido de aguacate y limón
Ingredientes: 1/2 aguacate, 1/2 limón (el jugo), 1 taza de espinacas, 1 taza de agua y unas hojas de menta (opcional).
Instrucciones: Mezcla todos los ingredientes en una licuadora. Añade hielo si lo deseas frío.

▸ Zumo de apio, manzana y limón
Ingredientes: 3 tallos de apio, 1/2 manzana verde, 1/2 limón (el jugo) y 1 taza de agua.
Instrucciones: Licúa el apio y la manzana con agua, luego añade el jugo de limón. Sirve de inmediato.

▸ Batido de col rizada y pepino
Ingredientes: 1 taza de col rizada (kale), 1/2 pepino, 1/4 de aguacate, 1 taza de agua de coco sin azúcar y 1/2 limón (el jugo).
Instrucciones: Licúa todos los ingredientes hasta obtener una mezcla suave. Sirve frío.

▸ Jugo de zanahoria y jengibre
Ingredientes: 2 zanahorias medianas, 1 trocito de jengibre fresco, 1 manzana verde pequeña y 1 taza de agua.
Instrucciones: Pela las zanahorias y el jengibre. Licúa todos los ingredientes. Puedes colar el jugo si prefieres una textura más líquida.

▸ Batido de calabaza y canela
Ingredientes: 1/2 taza de puré de calabaza, 1/2 plátano pequeño (preferiblemente verde), 1 taza de leche de almendras sin azúcar y 1/2 cucharadita de canela.
Instrucciones: Mezcla todos los ingredientes en una licuadora. Sirve frío, agregando hielo si lo deseas.

▸ Zumo de sandía y hierbabuena

Ingredientes: 1 taza de sandía cortada en cubos (sin semillas), jugo de 1/2 lima, hojas de hierbabuena al gusto y 1/2 taza de agua.

Instrucciones: Licúa la sandía, el jugo de lima y el agua. Añade las hojas de hierbabuena y mezcla nuevamente. Sirve frío.

▸ Batido de chía y frutas del bosque

Ingredientes: 1 taza de moras o frambuesas, 1 cucharada de semillas de chía, 1 taza de leche de coco sin azúcar y 1/4 de cucharadita de extracto de vainilla.

Instrucciones: Mezcla todos los ingredientes en una licuadora. Deja reposar durante unos minutos para que las semillas de chía se hidraten y espesen el batido. Sirve frío.

▸ Jugo de tomate y albahaca

Ingredientes: 2 tomates medianos, 1/2 pepino, hojas de albahaca fresca al gusto, 1/2 limón (el jugo), sal y pimienta al gusto.

Instrucciones: Licúa todos los ingredientes. Ajusta el sabor con sal y pimienta. Sirve frío y decora con más hojas de albahaca.

▸ Batido de pera y espinacas

Ingredientes: 1 pera madura, 1 taza de espinacas frescas, 1/2 taza de yogur natural sin azúcar y 1/2 taza de agua.

Instrucciones: Licúa todos los ingredientes hasta obtener una mezcla homogénea. Sirve inmediatamente.

▸ Zumo de remolacha y naranja

Ingredientes: 1 remolacha pequeña, pelada y picada, 1 naranja (el jugo), 1 zanahoria pequeña y 1 taza de agua.

Instrucciones: Licúa la remolacha, la zanahoria y el agua. Añade el jugo de naranja y mezcla bien. Sirve fresco.

▸ Batido de cúrcuma y mango verde

Ingredientes: 1/2 mango verde (menos maduro para reducir el azúcar), 1/2 cucharadita de cúrcuma en polvo, 1 taza de leche de almendras sin azúcar y 1/4 de cucharadita de pimienta negra.

Instrucciones: Mezcla todos los ingredientes en una licuadora. Sirve frío.

▸ Jugo de apio y manzana verde

Ingredientes: 2 tallos de apio, 1 manzana verde, 1/2 pepino y el jugo de 1/2 limón.

Instrucciones: Licúa todos los ingredientes. Puedes colar el jugo si prefieres una textura más líquida. Sirve frío.

▸ Batido de coco y espinacas

Ingredientes: 1 taza de espinacas frescas, 1/2 taza de leche de coco sin azúcar, 1/4 de aguacate y 1 cucharada de coco rallado sin azúcar.

Instrucciones: Licúa todos los ingredientes hasta que la mezcla esté suave y cremosa. Sirve frío.

▸ Zumo de granada y jengibre

Ingredientes: 1/2 taza de granos de granada, un trocito de jengibre fresco, 1 taza de agua y hojas de menta al gusto.

Instrucciones: Licúa los granos de granada y el jengibre con el agua. Cuela el jugo para eliminar los restos sólidos. Sirve frío y decora con hojas de menta.

▸ Batido de melón y pepino

Ingredientes: 1 taza de melón cantalupo en cubos, 1/2 pepino, pelado y en rodajas, 1 taza de agua de coco sin azúcar y hojas de menta al gusto.

Instrucciones: Licúa todos los ingredientes hasta obtener una mezcla suave. Sirve frío y decora con hojas de menta.

▸ Jugo de zanahoria y limón

Ingredientes: 2 zanahorias grandes, jugo de 1 limón, 1/2 taza de agua, 1 trozo pequeño de jengibre fresco.

Instrucciones: Licúa las zanahorias, el jengibre y el agua. Añade el jugo de limón y mezcla bien. Sirve fresco.

▸ Batido de kiwi y espirulina

Ingredientes: 2 kiwis pelados, 1/2 cucharadita de espirulina en polvo, 1 taza de leche de almendras sin azúcar y 1 cucharada de semillas de lino.

Instrucciones: Licúa todos los ingredientes hasta obtener una mezcla homogénea. Sirve de inmediato.

‣ Zumo de sandía y albahaca
Ingredientes: 1 taza de sandía en cubos, hojas de albahaca fresca al gusto y 1/2 taza de agua.
Instrucciones: Licúa la sandía, la albahaca y el agua. Cuela si es necesario para obtener una textura más ligera. Sirve frío.

‣ Batido de calabacín y manzana verde
Ingredientes: 1/2 calabacín, pelado y picado, 1 manzana verde, sin corazón y picada, 1 taza de té verde frío sin azúcar y jugo de 1/2 limón.
Instrucciones: Licúa todos los ingredientes. Sirve frío.

‣ Jugo de espinacas y piña
Ingredientes: 1 taza de espinacas frescas, 1/2 taza de piña en cubos, 1/2 pepino y 1 taza de agua.
Instrucciones: Licúa todos los ingredientes. Cuela si prefieres una textura más líquida. Sirve frío.

‣ Batido de frambuesa y chía
Ingredientes: 1/2 taza de frambuesas frescas o congeladas, 1 cucharada de semillas de chía, 1 taza de leche de almendras sin azúcar y 1/4 de cucharadita de extracto de vainilla.
Instrucciones: Licúa todos los ingredientes. Deja reposar unos minutos para que las semillas de chía se expandan. Sirve frío.

‣ Zumo de nopal y limón
Ingredientes: 1 nopal pequeño, limpio y picado y jugo de 1 limón.
Instrucciones: Licúa el nopal con el jugo de limón y 1 taza de agua. Cuela para eliminar cualquier parte fibrosa. Sirve frío.

‣ Batido de arándanos y col rizada
Ingredientes: 1/2 taza de arándanos frescos o congelados, 1 taza de col rizada (kale) sin tallos, 1 taza de agua de coco sin azúcar y 1 cucharada de semillas de lino.
Instrucciones: Licúa todos los ingredientes hasta obtener una mezcla homogénea. Sirve frío.

‣ Jugo de pepino y perejil
Ingredientes: 1 pepino grande, pelado y picado, un puñado de

perejil fresco, jugo de 1 limón y 1 taza de agua.
Instrucciones: Licúa el pepino, el perejil, el jugo de limón y el agua. Cuela si lo deseas. Sirve frío.

▸ Batido de almendra y cacao

Ingredientes: 1 taza de leche de almendras sin azúcar, 1 cucharada de cacao en polvo sin azúcar, 1/4 de aguacate y 1 cucharadita de extracto de vainilla.

Instrucciones: Mezcla todos los ingredientes en una licuadora hasta que quede suave y cremoso. Sirve de inmediato.

▸ Zumo de tomate y apio

Ingredientes: 2 tomates maduros, 2 tallos de apio, jugo de 1/2 limón, sal y pimienta al gusto.

Instrucciones: Licúa los tomates y el apio con el jugo de limón. Añade sal y pimienta. Cuela si prefieres una textura más suave. Sirve frío.

▸ Batido de pera y jengibre

Ingredientes: 1 pera, sin corazón y picada, 1/2 cucharadita de jengibre fresco rallado, 1 taza de espinacas frescas y 1 taza de agua.

Instrucciones: Licúa todos los ingredientes hasta obtener una mezcla suave. Sirve frío.

▸ Jugo de remolacha y zanahoria

Ingredientes: 1 remolacha pequeña, pelada y picada, 2 zanahorias, peladas y picadas, jugo de 1 naranja y 1 taza de agua.

Instrucciones: Licúa la remolacha, las zanahorias y el agua. Añade el jugo de naranja y mezcla bien. Sirve frío.

▸ Batido de mango verde y espinacas

Ingredientes: 1/2 mango verde, pelado y picado, 1 taza de espinacas frescas, 1/2 pepino, pelado y picado y 1 taza de agua de coco sin azúcar.

Instrucciones: Licúa todos los ingredientes hasta obtener una mezcla homogénea. Sirve de inmediato.

▸ Zumo de pomelo y menta

Ingredientes: jugo de 1 pomelo, hojas de menta fresca al gusto y 1 taza de agua.

Instrucciones: Mezcla el jugo de pomelo con el agua y añade las hojas de menta. Remueve bien y sirve frío.

▸ Batido de sandía y albahaca

Ingredientes: 1 taza de sandía, sin semillas y en cubos, unas hojas de albahaca fresca, jugo de 1/2 lima y 1/2 taza de agua.

Instrucciones: Licúa todos los ingredientes hasta obtener una mezcla homogénea. Sirve bien frío.

▸ Jugo de pimiento rojo y tomate

Ingredientes: 1 pimiento rojo, sin semillas y picado, 2 tomates maduros, jugo de 1/2 limón y 1 taza de agua.

Instrucciones: Licúa el pimiento y los tomates con el agua y el jugo de limón. Cuela si prefieres una textura más líquida. Sirve frío.

▸ Batido de fresa y avena

Ingredientes: 1/2 taza de fresas, 2 cucharadas de avena, 1 taza de leche de almendras sin azúcar y 1/4 de cucharadita de canela.

Instrucciones: Licúa todos los ingredientes hasta que queden bien combinados. Sirve de inmediato.

▸ Zumo de manzana verde y espinacas

Ingredientes: 1 manzana verde, sin corazón y picada, 1 taza de espinacas frescas, jugo de 1/2 limón y 1 taza de agua.

Instrucciones: Licúa la manzana y las espinacas con el agua y el jugo de limón. Cuela si lo deseas. Sirve frío.

PLANTAS MEDICINALES

Desde tiempos inmemoriales, la humanidad ha recurrido a la naturaleza para encontrar respuestas a sus necesidades. Las plantas medicinales, fieles aliadas en este viaje, han transmitido generosamente su sabiduría para aliviar dolencias y fortalecer nuestra salud. Este conocimiento milenario, cuidadosamente preservado a lo largo del tiempo, encuentra hoy un lugar renovado en el mundo moderno como una opción sana y sostenible frente a los desafíos actuales.

En una sociedad cada vez más consciente de los efectos adversos de algunos tratamientos farmacológicos y del impacto ambiental de diversas prácticas, las plantas medicinales resurgen con renovado protagonismo. Para quienes buscan un estilo de vida equilibrado, respetuoso y alineado con la naturaleza, estos tesoros verdes ofrecen herramientas valiosas. Este renacimiento refleja no solo una expansión del interés por lo ecológico, sino también una evolución hacia el cuidado integral del cuerpo y del planeta.

Lo que hace extraordinarias a estas maravillas naturales es la complejidad de sus compuestos, capaces de brindar propiedades antioxidantes, antiinflamatorias, antibacterianas y antivirales, entre otras. Su potencial abarca desde el alivio de problemas cotidianos, como el insomnio o la digestión lenta, hasta el apoyo en condiciones como el estrés crónico o las afecciones vinculadas al envejecimiento, entre otras muchas.

Más allá de tratar dolencias puntuales, estas especies son también una fuente muy valiosa de micronutrientes esenciales: vitaminas, minerales, fibra y antioxidantes que fortalecen el sistema inmunológico y promueven la salud a largo plazo. Incorporarlas en la dieta o en rituales de cuidado personal es una solución sencilla, sostenible y eficaz tanto para la prevención como para el fortalecimiento del bienestar integral.

El reino vegetal nos regala una sorprendente diversidad: innumerables especies adaptadas a necesidades específicas. Desde una taza de infusión hasta bálsamos, tinturas o aceites esenciales, sus usos son tan amplios como su versatilidad, integrándose fácilmente en cualquier estilo de vida.

Más que remedios, las plantas medicinales nos invitan a reconectar con la naturaleza. Utilizar sus bondades implica respetar los ritmos naturales del entorno y valorar nuestra relación con los recursos que nos ofrece la tierra. Cada hierba o extracto parece un recordatorio palpable de nuestra conexión con el mundo vivo, ayudándonos a retomar ese equilibrio que va más allá de lo físico, alcanzando incluso lo espiritual.

Además de sus múltiples beneficios para la salud, las plantas medicinales destacan por su fácil acceso y su versatilidad. Muchas de ellas crecen de forma abundante en entornos naturales o pueden cultivarse en jardines y huertos domésticos, lo que las convierte en una alternativa asequible y sostenible. En un contexto global marcado por desigualdades económicas, estas aliadas del bienestar representan una opción inclusiva para complementar o, en algunos casos, reemplazar tratamientos costosos.

A lo largo de los siglos, el conocimiento sobre estas plantas ha sido preservado con esmero, transmitido oralmente y a través de escritos. Esta herencia, nacida del respeto por la naturaleza, encuentra hoy respaldo en la ciencia moderna, cuyos estudios avalan los efectos de los compuestos herbales sobre el organismo y arrojan luz sobre su mecanismo de acción. Es una unión potente entre tradición y tecnología, que amplía las posibilidades terapéuticas de estas maravillas.

No obstante, este vasto potencial exige un enfoque responsable. Cada organismo humano es único y, aunque las plantas poseen propiedades terapéuticas probadas, no están exentas de riesgos. Su interacción con medicamentos convencionales o su uso incorrecto podría generar efectos adversos. Por ello, resulta fundamental apoyarse en información clara y confiable para garantizar un empleo seguro y efectivo.

Un aspecto especialmente intrigante es la forma en que los componentes dentro de una planta trabajan en conjunto. Los extractos integrales, gracias a esta interacción compleja, suelen generar efectos más equilibrados y completos que los compuestos aislados. Las moléculas presentes interactúan de manera complementaria, maximizando sus beneficios mientras mitigan posibles efectos secundarios. Por otro lado, aislar los principios activos puede proporcionar soluciones más concentradas, pero también podría aumentar el riesgo de efectos adversos en el organismo.

El equilibrio natural de las plantas representa uno de los más grandes tesoros que nos ofrece la biodiversidad. Mientras los extractos integrales destacan por su suavidad y armonía al trabajar en conjunto con los procesos naturales del cuerpo, los compuestos aislados y sintetizados buscan mayor potencia, a menudo a costa de su estabilidad. Las moléculas presentes en las plantas colaboran de forma complementaria, maximizando beneficios y reduciendo posibles efectos secundarios, lo que hace de los remedios naturales una opción íntimamente alineada con nuestras necesidades.

En definitiva, las plantas medicinales son mucho más que herramientas terapéuticas: son un puente entre la sabiduría ancestral y la innovación científica. Nos recuerdan que la salud del cuerpo y del planeta están profundamente conectadas. Al proteger esta herencia, promovemos no solo nuestro bienestar, sino también el de generaciones futuras, renovando el equilibrio entre ser humano y naturaleza.

Información importante

Aunque las plantas tienen un origen natural, no deben considerarse completamente inofensivas. Sus principios activos pueden ocasionar efectos adversos o provocar alergias en ciertas personas.

Consumir una infusión ocasional rara vez genera problemas. No obstante, el uso excesivo, prolongado o en grandes cantidades puede derivar en molestias, reacciones alérgicas o incluso intoxicaciones.

La tolerancia a los remedios naturales varía según cada persona. Si estás embarazada, en período de lactancia o padeces alguna condición como enfermedades crónicas, alergias, insuficiencia renal o hepática, cáncer, o sigues un tratamiento médico, es fundamental que consultes la sección **"Conoce todo lo necesario sobre las plantas"** antes de utilizarlas. Allí encontrarás información clave sobre riesgos, contraindicaciones e interacciones para decidir de forma responsable.

Pautas para el uso de los remedios herbales

Para obtener resultados óptimos, es recomendable continuar con los remedios hasta la total desaparición de los síntomas. La duración del tratamiento dependerá de factores como la gravedad de la afección, su evolución, tu motivación y otros elementos importantes.

Es crucial tener presente que algunas plantas o remedios de fitoterapia no están diseñados para un uso continuo o prolongado. En estos casos, siempre encontrarás instrucciones claras al respecto.

Además de seguir las pautas de los remedios que verás a continuación, es igualmente importante abordar las causas subyacentes de tus síntomas. Para entender mejor el origen de tu problema de salud, te invito a consultar el capítulo inicial de este libro, en la sección "Causas", donde encontrarás información clave para tratar la raíz de la patología.

Por último, recuerda que la paciencia es esencial. Una dolencia que ha estado presente durante meses o años no puede resolverse en cuestión de días. Persevera y cuida tu bienestar de manera constante.

Medidas

Para garantizar resultados efectivos al preparar infusiones, decocciones y otras recetas a base de plantas, es fundamental respetar las siguientes medidas de dosificación:

- Una cucharada corresponde a una cucharada sopera rasa.
- Una cucharadita equivale a una cucharadita de postre rasa.

Plantas eficaces para la diabetes

Para quienes lidian con la diabetes, existen diversas alternativas naturales que pueden ser de gran ayuda. Las plantas medicinales han sido utilizadas durante siglos por sus propiedades beneficiosas, y hoy en día, algunas de ellas destacan por su capacidad para apoyar el control de los niveles de glucosa en sangre. Entre las opciones más eficaces, se encuentran las siguientes, organizadas en orden alfabético: **aloe vera, canela, cúrcuma, fenogreco, gimnema, ginseng, jengibre, hojas de mango, hojas de melón amargo y neem**.

Lo ideal es consumir estas plantas en forma de infusiones, decocciones o mezclas naturales, evitando en la medida de lo posible el uso de edulcorantes. Si necesitas endulzar tu bebida, asegúrate de utilizar únicamente stevia 100% natural, ya que no afecta los niveles de azúcar en sangre y es segura para personas con diabetes.

Si decides tomarte una pausa con el consumo de alguna de estas plantas, no te preocupes. Puedes sustituirla por cualquiera de las otras opciones de la lista sin perder sus efectos beneficiosos. Además, este cambio permite respetar los periodos de descanso que suelen recomendarse al usar remedios herbales, para garantizar la eficacia y evitar que el organismo desarrolle tolerancia.

Sus beneficios, la forma de preparación, la dosificación recomendada y el tiempo máximo de uso aconsejado se detallan cuidadosamente. Además, se incluyen los nombres científicos de cada planta entre paréntesis, ya que algunos de ellos pueden ser conocidos con diferentes nombres comunes dependiendo de la región o el país en que vivas.

Incorporar estas plantas a tu rutina puede ser una excelente manera de complementar el tratamiento de la diabetes. No obstante, recuerda consultar con tu médico antes de añadir cualquier suplemento o planta medicinal, especialmente si estás tomando otros medicamentos para tratar tu condición.

Aloe Vera (Aloe barbadensis)

Beneficios:
El aloe vera ayuda a reducir los niveles de azúcar en la sangre y a mejorar la sensibilidad a la insulina.

Infusión/Decocción:
Ingredientes: Una hoja de aloe vera fresca.
Preparación: Extraer el gel de una hoja de aloe vera y mezclarlo con agua caliente. Dejar reposar 5-10 minutos antes de tomar.

Dosificación: Consumir una taza al día.

Mejor momento para tomar: Por la mañana, con el estómago vacío.

Tiempo máximo de uso continuado: 3 meses, seguido de un descanso de un mes.

Canela (Cinnamomum verum)

Beneficios:
La canela ayuda a mejorar los niveles de glucosa en sangre y a aumentar la sensibilidad a la insulina.

Infusión/Decocción:
Ingredientes: 1-2 palitos de canela.
Preparación: Hervir los palitos de canela en agua durante 10 minutos. Colar antes de beber.

Dosificación: Tomar una taza al día.

Mejor momento para tomar: Después de las comidas.

Tiempo máximo de uso continuado: 6 semanas, seguido de una pausa de 1 a 2 semanas.

Cúrcuma (Curcuma longa)

Beneficios:
La cúrcuma tiene propiedades antiinflamatorias y antioxidantes, que ayudan a mejorar la resistencia a la insulina.

Infusión/Decocción:
Ingredientes: 1 cucharadita de cúrcuma en polvo.
Preparación: Mezclar con agua caliente y dejar reposar 5 minutos.

Dosificación: Beber una taza al día.

Mejor momento para tomar: Con las comidas.

Tiempo máximo de uso continuado: 2 meses, seguido de un descanso de un mes.

Fenogreco (Trigonella foenumgraecum)

Beneficios:
El fenogreco ayuda a reducir los niveles de azúcar en sangre y a mejorar la tolerancia a la glucosa.

Infusión/Decocción:
Ingredientes: 1 cucharada de semillas de fenogreco.
Preparación: Remojar las semillas en agua durante la noche y consumir al día siguiente.

Dosificación: Una taza al día.

Mejor momento para tomar: Por la mañana, con el estómago vacío.

Tiempo máximo de uso continuado: 3 meses, seguido de un descanso de un mes.

Gimnema (Gymnema Sylvestre)

Beneficios:
La gimnema ayuda a reducir la absorción de glucosa en el intestino y aumentar la producción de insulina.

Infusión/Decocción:
Ingredientes: 1 cucharadita de hojas secas de gimnema, 1 taza de agua.
Preparación: Hervir el agua, añadir las hojas y dejar reposar 10 minutos. Colar y beber.

Dosificación: 1 taza de infusión 1-2 veces al día.

Mejor momento para tomar: Antes de las comidas.

Tiempo máximo de uso continuado: Uso continuado de hasta 3 meses, seguido de 1 mes de descanso.

Ginseng (Panax ginseng)

Beneficios:
El ginseng ayuda a mejorar la sensibilidad a la insulina y a reducir los niveles de glucosa en sangre.

Infusión/Decocción:
Ingredientes: 4 rodajas finas (1 ó 2 mm) de raíz de ginseng.
Preparación: Hervir las rodajas en agua durante 10-15 minutos. Colar antes de consumir.

Dosificación: Una taza al día.

Mejor momento para tomar: Por la mañana, con el estómago vacío.

Tiempo máximo de uso continuado: 2 meses, seguido de un descanso de un mes.

Jengibre (Zingiber officinale)

Beneficios:
El jengibre ayuda a mejorar la regulación del azúcar en sangre y tiene propiedades antiinflamatorias.

Infusión/Decocción:
Ingredientes: 4 rodajas finas (1 ó 2 mm) de raíz de jengibre fresco.

Preparación: Hervir en agua durante 10 minutos. Colar antes de beber.

Dosificación: Una taza al día.

Mejor momento para tomar: A cualquier hora del día, preferiblemente antes de las comidas.

Tiempo máximo de uso continuado: 3 meses, seguido de un descanso de un mes.

Mango (las hojas) (Mangifera indica)

Beneficios:
Las hojas de mango ayudan a mejorar la regulación de la glucosa en sangre.

Infusión/Decocción:
Ingredientes: 10-15 hojas de mango frescas, o 5-7 de hojas secas.
Preparación: Hervir en agua durante 15 minutos. Dejar reposar y colar.

Dosificación: Una taza al día.

Mejor momento para tomar: Por la mañana, con el estómago vacío.

Tiempo máximo de uso continuado: 2 meses, seguido de un descanso de un mes.

Melón amargo (hojas) (Momordica charantia)

Beneficios:
Las hojas del melón amargo ayudan a reducir los niveles de glucosa en sangre.

Infusión/Decocción:
Ingredientes: 5-7 hojas de melón amargo frescas, o 2-3 de hojas secas.
Preparación: Hervir las hojas en agua durante 10 minutos y

colar antes de consumir.

Dosificación: Una taza al día.

Mejor momento para tomar: Por la mañana, con el estómago vacío.

Tiempo máximo de uso continuado: 2 meses, seguido de un descanso de un mes.

Neem (Azadirachta indica)
Beneficios:
El neem tiene propiedades que ayudan a controlar los niveles de azúcar en sangre.

Infusión/Decocción:
Ingredientes: 8-10 hojas de neem frescas, o 4-5 de hojas secas.
Preparación: Hervir las hojas en agua durante 5-10 minutos. Colar antes de beber.

Dosificación: Una taza al día.

Mejor momento para tomar: Por la mañana, en ayunas, con el estómago vacío.

Tiempo máximo de uso continuado: 3 meses, seguido de un descanso de un mes.

Recetas de fitoterapia

Aunque las plantas mencionadas anteriormente son eficaces cuando se utilizan de manera individual, sus propiedades pueden amplificarse cuando se combinan adecuadamente. A continuación, se presentan algunas combinaciones especialmente efectivas:

▸ **Receta de Fitoterapia Nº 1**
Infusión de Canela, Jengibre y Clavo
Ingredientes: 1 rama de canela, 1 trozo pequeño de jengibre fresco (unos 2 cm), 3 clavos de olor y 500 ml de agua.

Instrucciones: Hierve el agua en una cacerola. Agrega la rama de canela, el jengibre pelado y los clavos de olor. Deja hervir a fuego lento durante 10 minutos. Cuela la mezcla y bebe una taza por la mañana y otra por la tarde.

Beneficios: La canela y el jengibre ayudan a mejorar la sensibilidad a la insulina y reducir los niveles de azúcar en sangre.

▸ Receta de Fitoterapia Nº 2
Batido de Nopal, Aloe Vera y Limón

Ingredientes: 1 nopal pequeño (sin espinas), 1 cucharada de gel de aloe vera, jugo de 1 limón y 1 vaso de agua.

Instrucciones: Lava y corta el nopal en trozos pequeños. En una licuadora, mezcla el nopal, el gel de aloe vera, el jugo de limón y el agua. Procesa hasta obtener un batido homogéneo. Bebe en ayunas.

Beneficios: El nopal ayuda a reducir los niveles de azúcar en sangre, mientras que el aloe vera y el limón tienen efectos antioxidantes y antiinflamatorios.

▸ Receta de Fitoterapia Nº 3
Infusión de Eucalipto, Salvia y Romero

Ingredientes: 5 hojas de eucalipto, 1 cucharadita de hojas de salvia secas, 1 cucharadita de hojas de romero secas y 500 ml de agua.

Instrucciones: Hierve el agua y añade las hojas de eucalipto, salvia y romero. Deja hervir a fuego lento durante 10 minutos. Cuela la infusión y bébela a lo largo del día.

Beneficios: El eucalipto y el romero ayudan a mejorar la circulación y la salvia contribuye a regular los niveles de glucosa.

▸ Receta de Fitoterapia Nº 4
Infusión de Té Verde, Stevia y Fenogreco

Ingredientes: 1 cucharadita de hojas de té verde, 1 hoja de stevia o 1 cucharadita de stevia en polvo, 1 cucharadita de semillas de fenogreco y 500 ml de agua.

Instrucciones: Hierve el agua y añade el té verde y las semillas de fenogreco. Deja reposar durante 5 minutos. Añade la stevia y cuela la infusión. Bebe una taza por la mañana y otra por la tarde.

Beneficios: El té verde contiene antioxidantes que ayudan a mejorar la sensibilidad a la insulina, el fenogreco ayuda a controlar los niveles de azúcar, y la stevia es un endulzante natural que no afecta los niveles de glucosa.

▸ **Receta de Fitoterapia Nº 5**
Infusión de Ginseng, Diente de León y Menta
Ingredientes: 1 cucharadita de raíz de ginseng seca, 1 cucharadita de hojas de diente de león secas, 1 cucharadita de hojas de menta y 500 ml de agua.
Instrucciones: Hierve el agua y añade el ginseng, el diente de león y la menta. Deja hervir a fuego lento durante 10 minutos. Cuela la infusión y bébela a lo largo del día.
Beneficios: El ginseng ayuda a mejorar la sensibilidad a la insulina, el diente de león apoya la función hepática y la menta aporta un sabor refrescante.

▸ **Receta de Fitoterapia Nº 6**
Té de Hoja de Mango, Albahaca y Neem
Ingredientes: 5 hojas de mango, 3 hojas de albahaca, 3 hojas de neem y 500 ml de agua.
Instrucciones: Lava bien las hojas. Hierve el agua y añade las hojas. Deja hervir a fuego lento durante 15 minutos. Cuela y bebe en ayunas.
Beneficios: Las hojas de mango y neem son conocidas por sus propiedades hipoglucemiantes, y la albahaca ayuda a regular el azúcar en sangre.

Conoce todo lo necesario sobre las plantas

En esta sección, profundizaremos en las especies botánicas más recomendadas para el tratamiento de la patología que nos ocupa. Encontrarás información clave sobre sus posibles efectos adversos, contraindicaciones e interacciones, así como detalles completos sobre cada planta. Desde su descripción y hábitat hasta las partes utilizadas, componentes químicos, historia y propiedades terapéuticas, este capítulo está diseñado para llevarte en un fascinante viaje de descubrimiento.

Mi objetivo es ofrecerte una visión integral de estas plantas, ayudándote a comprender su contexto y valorar sus múltiples beneficios. Exploraremos su origen histórico y su relevancia en la medicina tradicional, destacando su papel en el cuidado natural.

Quiero que te conviertas en una persona experta en estas especies, capaz de tomar decisiones informadas en la búsqueda de tu bienestar. ¡Prepárate para ampliar tus conocimientos y descubrir el extraordinario poder curativo de la naturaleza!

Aloe Vera (Aloe barbadensis)

Descripción:
El aloe vera, también conocido como sábila, es una planta suculenta perenne que pertenece a la familia de las liliáceas. Sus hojas son carnosas y lanceoladas, creciendo en forma de roseta.

Partes utilizadas:
Las principales partes utilizadas son las hojas. Estas contienen un gel transparente en su interior, que se obtiene al cortar y abrir las hojas frescas. También se utilizan ocasionalmente las hojas secas y la savia amarilla debajo de la piel de la hoja.

Componentes:
El gel de aloe contiene polisacáridos, vitaminas (como la C y E), minerales (como calcio, magnesio y zinc), aminoácidos, enzimas y antioxidantes.

Historia y tradición:
Tiene una larga historia de uso. Era conocido en el antiguo Egipto como "la planta de la inmortalidad" y ha sido utilizado en la medicina tradicional china y ayurvédica. Su reputación como planta medicinal se ha extendido por todo el mundo a lo largo de los siglos.

Propiedades terapéuticas:
Se utiliza para tratar quemaduras, heridas, picaduras de insectos y afecciones cutáneas como la psoriasis y el acné. También se ha utilizado para aliviar la irritación y la inflamación de la piel. El consumo de jugo de aloe vera se asocia con

beneficios para la salud digestiva, y para la diabetes.

Curiosidades:
Se dice que Cleopatra utilizaba el gel de aloe vera como parte de su rutina de belleza. Además, se dice que en la Segunda Guerra Mundial, se usaba el gel como un sustituto de la sangre en emergencias, ya que su composición química se asemeja a la del plasma sanguíneo.

Efectos secundarios:
Aunque es generalmente seguro para el uso tópico y el consumo oral moderado, algunas personas pueden experimentar efectos adversos. Algunas personas pueden tener reacciones alérgicas o irritación cutánea al aplicar el gel de aloe vera. En casos raros, el consumo excesivo de jugo de aloe puede causar diarrea, calambres abdominales y desequilibrios electrolíticos. Además, se ha reportado que el uso prolongado de altas concentraciones de aloe vera en la piel puede causar sequedad y descamación.

Contraindicaciones:
No se recomienda su uso tópico en heridas profundas, quemaduras graves o heridas quirúrgicas abiertas, ya que puede retrasar la cicatrización. Además, las embarazadas y en período de lactancia deben consultar a un profesional de la salud antes de usar productos de aloe vera, ya que no existen estudios suficientes que avalen su seguridad en estos casos.

Interacciones:
Puede aumentar el riesgo de sangrado en personas que toman fármacos anticoagulantes. También puede interferir con la absorción de fármacos orales, como los inhibidores de la enzima convertidora de angiotensina utilizados para tratar la presión arterial alta.

Canela (Cinnamomum verum)

Descripción:
La canela es una especia aromática y sabrosa que se obtiene de la corteza interna de árboles pertenecientes al género

Cinnamomum. Hay varias especies de árboles de canela, pero las más comunes son Cinnamomum verum y Cinnamomum cassia. La canela se caracteriza por tener un olor dulce y distintivo, así como un sabor cálido y ligeramente picante.

Partes utilizadas:
La parte utilizada es su corteza interna. Para obtenerla, se realiza un proceso de pelado de la corteza de las ramas jóvenes del árbol de canela. La corteza se extrae en forma de tiras delgadas que luego se enrollan para formar lo que conocemos como palitos de canela. También se puede encontrar la canela en forma de polvo, que se obtiene moliendo los palitos de canela secos.

Componentes:
Los compuestos más destacados son los aceites esenciales, como el cinamaldehído, que es responsable del aroma distintivo de la canela. También contiene eugenol, linalool y cumarina, entre otros compuestos.

Historia y tradición:
Ha sido apreciada durante siglos. Ya en la antigüedad, se utilizaba como especia, perfume y medicina. La canela era considerada un tesoro y se utilizaba en rituales religiosos y prácticas de embalsamamiento. Durante la Edad Media, era una especia muy valorada en Europa y fue uno de los impulsores de la exploración y el comercio en busca de nuevas rutas hacia las regiones productoras de canela.

Propiedades terapéuticas:
Posee propiedades antioxidantes, antiinflamatorias y antimicrobianas. También se ha estudiado por sus efectos en la regulación del azúcar en la sangre y la mejora de la sensibilidad a la insulina, lo cual beneficia a las personas con diabetes tipo 2. Además, ayuda a reducir el colesterol LDL, a mejorar la digestión y a aliviar los malestares estomacales.

Curiosidades:
Cabe destacar que ha sido utilizada históricamente como afrodisíaco. Se dice que su aroma y sabor pueden despertar el deseo sexual. Además, la canela ha sido considerada como una

especia valiosa y se ha utilizado como moneda de intercambio en algunas culturas antiguas.

Se ha utilizado tradicionalmente como repelente de insectos. Su aroma fuerte y picante ayuda a mantener alejados a mosquitos y otros insectos molestos. Incluso se puede utilizar en forma de aceite esencial para repeler insectos de forma natural.

Efectos secundarios:

Se ha observado que su consumo excesivo puede causar irritación en la boca y el tracto digestivo. Esto se debe a su contenido de compuestos como el cinamaldehído, que puede ser irritante en altas concentraciones.

Además, algunas personas pueden experimentar reacciones alérgicas, como erupciones cutáneas o dificultad para respirar.

Un efecto secundario potencialmente peligroso de la canela es su contenido de cumarina. La cumarina es un compuesto que puede ser tóxico para el hígado en dosis altas. Sin embargo, la cantidad de cumarina varía dependiendo de la especie y la forma de procesamiento. La canela de Ceilán (Cinnamomum verum) tiene niveles más bajos de cumarina en comparación con la canela cassia (Cinnamomum cassia), que es más comúnmente encontrada en el mercado.

Contraindicaciones:

Se recomienda evitar su consumo en grandes cantidades durante el embarazo, ya que puede estimular el útero y aumentar el riesgo de aborto espontáneo. Además, las personas con enfermedades del hígado o trastornos de coagulación deben tener precaución al consumirla, ya que puede afectar la función hepática y aumentar el riesgo de sangrado.

Interacciones:

Es importante tener en cuenta que puede interactuar con algunos medicamentos utilizados para tratar la diabetes. Puede potenciar los efectos de estos medicamentos y causar una disminución en los niveles de azúcar en la sangre, lo que puede llevar a hipoglucemia. Por lo tanto, es importante supervisar los niveles de azúcar en la sangre y ajustar la dosis de fármacos en consulta con un médico.

Cúrcuma (Curcuma longa)

Descripción:
La cúrcuma es una planta herbácea perenne que pertenece a la familia del jengibre. Se caracteriza por sus grandes hojas verdes y sus flores amarillas en forma de espiga. La parte utilizada es el rizoma, que es un tallo subterráneo similar a un tubérculo, de color naranja intenso.

Partes utilizadas:
La parte más utilizada es su rizoma, que se cosecha, se seca y se muele en polvo para su uso culinario y medicinal. También se pueden utilizar las hojas y las flores.

Componentes:
Contiene un compuesto activo llamado curcumina, que es responsable de su color amarillo brillante y tiene propiedades antioxidantes y antiinflamatorias. También contiene otros compuestos como aceites esenciales, minerales y vitaminas.

Historia y tradición:
Es una planta originaria de la región sur de Asia, específicamente de la India y el sudeste asiático. Ha sido utilizada durante miles de años en la medicina tradicional de estas culturas, así como en sus prácticas culinarias y rituales religiosos.

En la India, ha sido considerada una planta sagrada y se ha utilizado en la medicina ayurvédica, que es uno de los sistemas de medicina tradicional más antiguos del mundo. En la antigua tradición india, se utilizaba para tratar una variedad de condiciones de salud, desde problemas digestivos hasta heridas y enfermedades respiratorias.

Además de su uso medicinal, también ha sido apreciada por su color vibrante y su sabor único en la cocina. Es un ingrediente esencial en la cocina india y se utiliza en una amplia variedad de platos, como el curry.

Propiedades terapéuticas:
Es conocida por sus numerosas propiedades terapéuticas y beneficios para la salud. Algunas de sus propiedades más destacadas son:

Tiene potentes propiedades antiinflamatorias. Actúa inhibiendo la producción de sustancias inflamatorias en el cuerpo, lo cual ayuda a reducir la inflamación.

Actúa como un antioxidante, ayudando a neutralizar los radicales libres y proteger el cuerpo contra el estrés oxidativo.

Mejora la función cognitiva, protege contra enfermedades neurodegenerativas y reduce el riesgo de depresión.

Ayuda a mantener la salud cardiovascular al reducir la inflamación y prevenir la acumulación de placa en las arterias. También ayuda a regular los niveles de colesterol y triglicéridos en la sangre.

Se ha utilizado tradicionalmente para tratar problemas digestivos, como los trastornos del tracto gastrointestinal y la indigestión.

Se puede consumir de diferentes formas, ya sea como especia en la cocina, en forma de suplemento o como extracto líquido. Sin embargo, es importante tener en cuenta que no se absorbe fácilmente por el organismo, por lo que se recomienda combinarla con pimienta negra o utilizar suplementos con una mayor biodisponibilidad.

Curiosidades:

Es una especia originaria del sur de Asia, específicamente de países como la India y el sudeste asiático. Además de su uso culinario, tiene algunas curiosidades interesantes:

Es conocida por su distintivo color amarillo intenso. Este color se debe a la presencia del compuesto llamado curcumina, el cual es responsable de los beneficios para la salud y las propiedades antioxidantes y antiinflamatorias.

Ha sido utilizada durante miles de años en la medicina tradicional ayurvédica y la medicina china. Se le atribuyen propiedades curativas y se utiliza para tratar una variedad de afecciones, desde trastornos digestivos hasta enfermedades inflamatorias.

Además de ser una especia popular en la cocina, también se utiliza como tinte natural. Su intenso color amarillo se ha utilizado para teñir telas, hilos y otros materiales, así como para colorear alimentos y productos cosméticos.

Efectos secundarios:

Es generalmente considerada segura cuando se consume en cantidades moderadas. Sin embargo, algunas personas pueden experimentar los siguientes efectos adversos:

En algunos casos, el consumo excesivo puede causar malestar estomacal, náuseas, diarrea o acidez. Estos efectos son generalmente leves y desaparecen por sí solos.

Algunas personas pueden presentar alergia, lo que puede manifestarse como erupciones cutáneas, picazón, hinchazón o dificultad para respirar. Si se experimenta alguna reacción alérgica, busca atención médica de inmediato.

Contraindicaciones:

Debido a su capacidad para estimular la producción de bilis, se recomienda precaución en personas que tienen cálculos biliares, ya puede causar contracciones en la vesícula biliar y desencadenar un ataque de dolor.

En casos de obstrucción de las vías biliares, su uso puede empeorar la situación. Se recomienda evitar su consumo.

Interacciones:

Tiene propiedades anticoagulantes leves, lo que podría aumentar el riesgo de sangrado al combinarse con fármacos anticoagulantes. Se recomienda supervisión médica si se utilizan ambos tratamientos.

Puede afectar los niveles de azúcar en sangre, por lo que podría interferir con la eficacia de los fármacos para la diabetes. Se debe tener precaución y consultar a un médico.

Diente de león (Taraxacum officinale)

Descripción:

El diente de león es una planta herbácea perenne que pertenece a la familia de las asteráceas. Es una planta de tamaño mediano que puede crecer hasta una altura de 30 a 40 centímetros. Tiene hojas dentadas que forman una roseta basal en la base de la planta. Sus flores son de color amarillo brillante y se agrupan en cabezas características que se asemejan a pequeños soles. Después de la floración, las flores dan paso a una cabeza de semillas blancas y esponjosas, que se dispersan fácilmente con el viento.

Partes utilizadas:

Con fines medicinales se utilizan tanto las hojas como las raíces. Las hojas jóvenes y tiernas se pueden utilizar en ensaladas o cocidas como verduras. Las raíces se secan y se utilizan para hacer infusiones, extractos y tinturas.

Componentes:
Las hojas contienen vitaminas A, C y K, así como minerales como hierro, calcio y potasio. Las raíces contienen inulina, un tipo de fibra soluble, así como compuestos fenólicos, flavonoides y triterpenoides.

Historia y tradición:
Ha sido utilizado en la medicina tradicional durante siglos. Se cree que su uso se remonta a la antigua Grecia y Roma, donde se utilizaba para tratar problemas digestivos y hepáticos. También se ha utilizado en la medicina tradicional china y ayurvédica. Además de sus propiedades medicinales, también tiene un lugar en la tradición cultural. Por ejemplo, en algunas culturas europeas, se cree que soplar las semillas del diente de león trae buena suerte o cumple deseos.

Propiedades terapéuticas:
Se ha utilizado tradicionalmente para estimular la digestión, aliviar la hinchazón y el estreñimiento, y promover la salud del hígado y la vesícula biliar. Posee propiedades diuréticas, ayudando a promover la eliminación de líquidos y toxinas del cuerpo. También se ha utilizado para el manejo de la diabetes y para promover la salud del riñón y mejorar su función. Además, tiene propiedades antioxidantes y antiinflamatorias, lo que lo hace útil en el tratamiento de condiciones inflamatorias.

Curiosidades:
Su nombre, proviene del francés "dent de lion". Esto se debe a la forma de sus hojas, que se asemejan a los dientes de un león. Otra curiosidad es que todas las partes de la planta son comestibles y tienen beneficios para la salud. Desde las flores hasta las raíces, cada parte puede ser utilizada en la cocina o en la medicina natural. Además, es una de las primeras plantas en florecer en primavera y sus flores amarillas brillantes son una señal de que el invierno ha terminado y la temporada de crecimiento está en pleno apogeo.

Efectos secundarios:
Aunque es generalmente seguro para la mayoría de las personas, puede causar algunos efectos adversos. Los más comunes incluyen malestar estomacal, diarrea y reacciones alérgicas en personas sensibles. Además, al tener efecto diurético, puede aumentar la producción de orina. Esto puede ser beneficioso para algunas personas, pero también puede provocar deshidratación si no se consume suficiente líquido.

Contraindicaciones:
Aunque es considerado seguro para la mayoría de las personas, existen algunas contraindicaciones. Las personas que tienen alergia conocida a las plantas de la familia de las asteráceas, como la ambrosía, el crisantemo o la margarita, deben evitar el consumo de diente de león. Además, las personas con obstrucción de las vías biliares o cálculos biliares deben evitar su consumo, ya que puede aumentar la producción de bilis y empeorar estos problemas.

Interacciones:
Puede aumentar los efectos de los fármacos diuréticos, lo que puede provocar una mayor eliminación de líquidos y electrolitos del cuerpo. Además, puede interactuar con medicamentos que se metabolizan en el hígado, como los anticoagulantes, los medicamentos para la diabetes y para el colesterol. Si tomas medicación, consúltalo con tu médico o farmacéutico.

Eucalipto (Eucalyptus)

Descripción:
El eucalipto es un género de árboles y arbustos que pertenece a la familia Myrtaceae, con más de 700 especies, siendo Eucalyptus globulus una de las más conocidas. Son árboles de rápido crecimiento, conocidos por su gran altura, que puede superar los 60 metros en algunas especies. Tienen un tronco recto y alargado, con una corteza que puede ser lisa y desprenderse en tiras o ser rugosa y persistente. Las hojas son alargadas, de un color verde azulado y desprenden un aroma característico debido al aceite esencial que contienen. Las flores

son pequeñas, agrupadas en umbelas, y producen un fruto leñoso llamado cápsula.

Partes utilizadas:
Las partes más comúnmente utilizadas son las hojas, de las cuales se extrae el aceite esencial. Este aceite es la fuente principal de su uso en la medicina natural. También se utilizan la corteza y el tronco en la industria maderera y papelera.

Componentes:
El componente más destacado es el aceite esencial, que contiene cineol (también conocido como eucaliptol) como principal compuesto activo. Este aceite también contiene otros componentes como limoneno, pineno y flavonoides. Las hojas son ricas en taninos y otros compuestos antioxidantes que contribuyen a sus propiedades medicinales.

Historia y tradición:
Su uso se remonta a las prácticas tradicionales de los pueblos indígenas australianos, quienes utilizaban las hojas para tratar heridas y enfermedades respiratorias. Con la colonización europea, el eucalipto se introdujo en otras partes del mundo y su aceite esencial ganó popularidad como remedio natural. En el siglo XIX, los médicos europeos lo recomendaban para el tratamiento de infecciones respiratorias y como desinfectante. Su madera también ha sido valiosa en la industria de la construcción y la fabricación de papel.

Propiedades terapéuticas:
Es ampliamente reconocido por sus propiedades terapéuticas, y se utiliza en diversas aplicaciones de la medicina natural:
Propiedades antisépticas y antimicrobianas: Su aceite tiene fuertes propiedades antimicrobianas, lo que lo hace efectivo en la limpieza de heridas y en la desinfección de superficies.
Mejora de las afecciones respiratorias: Es popular en el tratamiento de afecciones respiratorias como el asma, bronquitis, y resfriados. Ayuda a despejar las vías respiratorias y actúa como expectorante para aliviar la tos.
Propiedades antiinflamatorias y analgésicas: Se usa tópicamente para aliviar dolores musculares y articulares, gracias a su

capacidad para reducir la inflamación y el dolor.

Estimulante mental: Inhalar el aroma ayuda a mejorar la concentración y reducir la fatiga mental.

Repelente de insectos: Su aceite esencial se utiliza como un repelente natural de insectos, eficaz contra mosquitos y otros insectos voladores.

Curiosidades:

Koalas y eucaliptos: Es famoso por ser la principal fuente de alimento para los koalas, un marsupial nativo de Australia. Aunque hay muchas especies de eucalipto, los koalas son selectivos y sólo consumen ciertas variedades que satisfacen sus necesidades nutricionales.

Crecimiento rápido: Son conocidos por su rápido crecimiento. Algunas especies pueden alcanzar alturas de hasta 2 metros en un año, lo que los hace ideales para la industria maderera y papelera.

Influencia en el clima: Los bosques de eucalipto en Australia son conocidos por crear una neblina azulada en el aire. Este fenómeno es causado por la liberación de compuestos volátiles del aceite en sus hojas, que dispersan la luz solar.

Uso histórico en medicina: Durante el siglo XIX, las hojas se usaban para purificar el aire en hospitales debido a sus propiedades antisépticas. Su capacidad para combatir patógenos lo hizo valioso durante brotes de enfermedades infecciosas.

Efectos adversos o secundarios:

Puede provocar efectos adversos en algunas circunstancias:

Irritación de la piel: El aceite esencial es muy fuerte y puede causar irritación o dermatitis de contacto si se aplica directamente sobre la piel sin diluir.

Problemas respiratorios: Inhalar grandes cantidades de aceite de eucalipto puede causar irritación en las vías respiratorias, especialmente en personas con asma o alergias.

Reacciones alérgicas: Algunas personas pueden experimentar reacciones alérgicas, incluyendo erupciones cutáneas, dificultad para respirar o hinchazón.

Contraindicaciones:

Niños pequeños: No se recomienda el uso de aceite esencial

en bebés o niños pequeños, ya que puede provocar problemas respiratorios severos.

Embarazo y lactancia: Las mujeres embarazadas o en periodo de lactancia deben evitar el uso de aceite esencial debido a la falta de evidencia sobre su seguridad en estas etapas.

Condiciones médicas preexistentes: Personas con enfermedades hepáticas o renales deben evitar el uso excesivo, ya que puede afectar el metabolismo de medicamentos en el hígado.

Interacciones:
Medicamentos antidiabéticos: Disminuye los niveles de azúcar en sangre, por lo que las personas que toman medicamentos para la diabetes deben usarlo con precaución para evitar hipoglucemia.

Anestésicos: Podría interferir con la anestesia durante procedimientos quirúrgicos. Se recomienda suspender su uso antes de una operación.

Otros aceites esenciales: Mezclar el aceite de eucalipto con otros aceites esenciales puede potenciar o alterar sus efectos, por lo que es importante conocer bien las propiedades de cada uno antes de combinarlos.

Fenogreco (Trigonella foenumgraecum)

Descripción:
El fenogreco es una planta herbácea anual perteneciente a la familia de las Fabaceae. Es originario de la región del Mediterráneo, pero actualmente se cultiva en muchas partes del mundo. Tiene tallos erectos y ramificados, con hojas trifoliadas y flores pequeñas de color blanco o amarillo pálido. Las semillas son pequeñas y de forma ovalada, con un color marrón claro.

Partes utilizadas:
Las partes utilizadas con fines medicinales y culinarios son las semillas y las hojas. Las semillas se utilizan enteras o molidas, mientras que las hojas se pueden consumir frescas o secas.

Componentes:
Las semillas son ricas en proteínas, fibra dietética, minerales como hierro, calcio y magnesio, así como vitaminas del grupo

B. También contienen saponinas, flavonoides y fitoesteroles, que son compuestos antiinflamatorios y antioxidantes. Las hojas también contienen nutrientes como hierro, calcio y vitamina C.

Historia y tradición:
Tiene una larga historia de uso en la medicina tradicional de diferentes culturas. Ha sido utilizado en la medicina ayurvédica de la India para tratar diversas afecciones, como la indigestión, la diabetes y los problemas respiratorios. Además, ha sido utilizado en la medicina tradicional china y en la medicina árabe para promover la lactancia materna y como afrodisíaco. También se ha utilizado en la cocina de muchas culturas, especialmente en la cocina de la India, donde se agrega a curries y platos de lentejas para dar sabor y aroma.

Propiedades terapéuticas:
Se ha utilizado para mejorar la digestión y aliviar problemas gastrointestinales como la acidez estomacal, la indigestión y el estreñimiento. También se ha utilizado para regular los niveles de azúcar en la sangre en personas con diabetes, ya que ayuda a mejorar la sensibilidad a la insulina. Además, se ha utilizado tradicionalmente para promover la lactancia materna, así como para aumentar la libido y mejorar la salud sexual en hombres y mujeres. También se ha investigado su potencial para reducir el colesterol y como antiinflamatorio y antioxidante.

Curiosidades:
Tiene un uso histórico como planta medicinal y culinaria en diferentes culturas de todo el mundo. Por ejemplo, en la medicina tradicional china se utiliza para fortalecer el bazo y el estómago, mientras que en la medicina ayurvédica de la India se considera una planta beneficiosa para tratar enfermedades respiratorias, digestivas y metabólicas. Además, en la cocina, las semillas de fenogreco se utilizan para dar sabor y aroma a una amplia variedad de platos, desde curries hasta panes y chutneys.

Efectos secundarios:
Aunque es generalmente seguro para la mayoría de las personas cuando se consume en cantidades moderadas, puede

causar algunos efectos adversos:

Algunas personas pueden experimentar malestar estomacal, diarrea o gases debido a la alta cantidad de fibra presente en las semillas.

Además, en algunas personas, puede causar reacciones alérgicas, que pueden variar desde erupciones cutáneas hasta dificultad para respirar.

Contraindicaciones:
Las mujeres embarazadas deben evitar su consumo, ya que se ha informado que puede provocar contracciones uterinas.

Además, las personas con enfermedades digestivas crónicas, como la enfermedad inflamatoria intestinal o la diverticulitis, deben tener precaución, ya que puede empeorar los síntomas.

Aquellos que tienen alergia conocida a las leguminosas, como los garbanzos o los cacahuetes, deben evitar su consumo.

Interacciones:
Puede aumentar los efectos hipoglucemiantes de los fármacos para la diabetes.

También puede interactuar con fármacos anticoagulantes, aumentando el riesgo de sangrado.

Además, puede interferir con la absorción de algunos fármacos, como los anticonceptivos orales o para la tiroides.

Gimnema (Gymnema Sylvestre)

Descripción:
La gimnema es una planta perenne trepadora que pertenece a la familia Apocynaceae. Es originaria de las regiones tropicales de India, África y Australia. Se caracteriza por sus hojas ovaladas y opuestas, de color verde brillante. Las flores son pequeñas, de color amarillo y se agrupan en inflorescencias. Uno de los aspectos más notables es su capacidad para suprimir el sabor dulce, una propiedad que se ha utilizado en prácticas medicinales.

Partes utilizadas:
Las partes más utilizadas son las hojas, que se recolectan generalmente durante la temporada de crecimiento. Aunque

menos común, las raíces también se utilizan en algunas preparaciones medicinales. Las hojas pueden ser consumidas frescas, secas o en forma de extracto, y son las principales responsables de los efectos terapéuticos de la planta.

Componentes:
Contiene una variedad de compuestos bioactivos, siendo los más significativos los ácidos gimnémicos. Estos compuestos son responsables de sus propiedades hipoglucemiantes y de su capacidad para inhibir la percepción del sabor dulce. Además, la planta también contiene saponinas, antocianinas, flavonoides y alcaloides, que contribuyen a sus efectos antioxidantes y antiinflamatorios.

Historia y tradición:
Ha sido utilizada en la medicina ayurvédica durante más de 2000 años, especialmente para el tratamiento de la diabetes y otros trastornos metabólicos. Además de su uso en la India, se ha empleado en la medicina tradicional de otras culturas asiáticas. En la medicina ayurvédica, también se ha utilizado para tratar problemas digestivos, infecciones urinarias y afecciones respiratorias.

Propiedades terapéuticas:
Es conocida por una variedad de propiedades terapéuticas:
Reducción del azúcar en sangre: Los ácidos gimnémicos presentes en la planta ayudan a reducir los niveles de azúcar en sangre, siendo útil para personas con diabetes tipo 2. Actúan al promover la regeneración de las células beta del páncreas y al aumentar la actividad de la insulina.
Supresión del sabor dulce: Tiene la capacidad de inhibir temporalmente la percepción del sabor dulce, lo que ayuda a controlar los antojos de azúcar y a reducir la ingesta calórica.
Control del peso: Debido a sus efectos sobre el metabolismo del azúcar y la supresión del apetito, es beneficiosa en programas de control de peso.
Propiedades antioxidantes: La presencia de flavonoides y otros antioxidantes ayuda a combatir el daño oxidativo, protegiendo las células del cuerpo.
Propiedades antiinflamatorias: Se utiliza para reducir la inflamación, lo cual es útil en el tratamiento de afecciones

inflamatorias crónicas.

Curiosidades:
Efecto en el sabor dulce: Una de las curiosidades más notables de la gimnema es su capacidad para suprimir el sabor dulce. Esto ocurre porque los compuestos de la planta interactúan con los receptores del gusto en la lengua, bloqueando temporalmente la percepción de lo dulce. Este efecto ha sido aprovechado en algunos experimentos para reducir el consumo de azúcar en personas con antojos dulces.

Uso en endulzantes: Aunque es conocida por inhibir el sabor dulce, irónicamente, se ha investigado su uso en productos endulzantes para ayudar a controlar el consumo de azúcar, especialmente en productos dirigidos a personas que buscan reducir su ingesta calórica.

Nombre significativo: En la medicina ayurvédica, es conocida en sánscrito como "gurmar", que significa "destructor de azúcar", un nombre que refleja su capacidad para influir en el metabolismo del azúcar y suprimir el sabor dulce.

Estudios en animales: Se ha observado que ayuda a regenerar células beta en el páncreas, lo que es de gran interés para la investigación sobre diabetes.

Efectos adversos o secundarios:
Es generalmente bien tolerada, pero puede causar algunos efectos adversos en ciertas personas:

Molestias digestivas: Algunas personas pueden experimentar trastornos digestivos leves, como náuseas, malestar estomacal o diarrea, especialmente si se consume en grandes cantidades.

Hipoglucemia: Dado que puede reducir los niveles de azúcar en sangre, existe el riesgo de hipoglucemia, especialmente en personas que están usando fármacos antidiabéticos o insulina.

Reacciones alérgicas: Aunque es raro, algunas personas podrían experimentar reacciones alérgicas, que podrían manifestarse como erupciones cutáneas, picazón o hinchazón.

Contraindicaciones:
Embarazo y lactancia: No se dispone de suficiente información sobre su seguridad durante el embarazo y la lactancia, por lo que se recomienda evitar su uso durante estos periodos a menos que sea indicado por un profesional de la salud.

Cirugía: Debido a su capacidad para afectar los niveles de azúcar en sangre, se aconseja suspender su uso al menos dos semanas antes de una cirugía para evitar complicaciones relacionadas con el control glucémico.

Diabetes tipo 1: Las personas con diabetes tipo 1 deben usarla con precaución y bajo supervisión médica, ya que su efecto sobre el azúcar en sangre podría interferir con el tratamiento de insulina.

Interacciones:
Medicamentos antidiabéticos: Puede potenciar el efecto de los fármacos para la diabetes, aumentando el riesgo de hipoglucemia. Es importante monitorizar cuidadosamente los niveles de azúcar en sangre y ajustar las dosis de fármacos en consulta con un médico.

Insulina: Puede interactuar con la insulina, aumentando el riesgo de niveles bajos de azúcar en sangre.

Suplementos y hierbas hipoglucemiantes: Usarla junto con otros suplementos o hierbas que reducen el azúcar en sangre, como el fenogreco o el ginseng, puede aumentar el riesgo de hipoglucemia.

Ginseng (Panax ginseng)

Descripción:
El ginseng es una planta perenne perteneciente a la familia Araliaceae. Hay dos tipos principales de ginseng: el ginseng asiático (Panax ginseng) y el ginseng americano (Panax quinquefolius). Estas plantas tienen raíces carnosas y hojas compuestas con foliolos dentados. Alcanzan una altura de aproximadamente 30-60 cm y producen pequeñas flores de color verde amarillento.

Partes utilizadas:
La parte más utilizada es su raíz. Se recolecta después de varios años de crecimiento, ya que las raíces más antiguas se consideran más valiosas debido a su mayor concentración de componentes activos. También se utilizan ocasionalmente las hojas y los tallos, pero en menor medida.

Componentes:
Contiene ginsenósidos, polisacáridos, péptidos, aminoácidos y aceites esenciales. Los ginsenósidos son considerados los principales compuestos activos responsables sus propiedades terapéuticas.

Historia y tradición:
Tiene una larga historia en la medicina tradicional china. Se ha utilizado durante miles de años para promover la vitalidad, mejorar la resistencia física y mental, y fortalecer el sistema inmunológico. En algunas culturas asiáticas, el ginseng se considera un tónico y adaptógeno, capaz de equilibrar el cuerpo y ayudar a resistir el estrés.

Propiedades terapéuticas:
Se utiliza para mejorar la función cognitiva, aumentar la energía, reducir la fatiga, regular el sistema inmunológico, reducir los niveles de glucosa en sangre y mejorar la resistencia física. Se ha investigado su potencial efecto antioxidante, antiinflamatorio y anticancerígeno.

Curiosidades:
El nombre "ginseng" proviene de la palabra china "rénshēn", que significa "raíz del hombre" debido a la forma de la raíz, que se asemeja a la figura humana.

Su comercio ha sido históricamente importante y ha generado una gran demanda. En algunos países, el ginseng silvestre se ha vuelto escaso debido a la sobreexplotación.

El ginseng cultivado se considera de menor calidad que el ginseng silvestre, ya que este último contiene una mayor concentración de compuestos activos.

Efectos secundarios:
Puede causar efectos adversos en algunas personas, como insomnio, nerviosismo, diarrea, dolor de cabeza y cambios en la presión arterial.

Las personas con hipertensión arterial, trastornos cardíacos, diabetes, trastornos hemorrágicos o trastornos del sueño deben tener precaución al consumirlo.

Su consumo exceso o el uso a largo plazo pueden aumentar el riesgo de efectos secundarios.

Contraindicaciones:
No se recomienda su uso en mujeres embarazadas o en período de lactancia debido a la falta de datos suficientes sobre su seguridad en estas condiciones.

Interacciones:
Puede interactuar con medicamentos anticoagulantes, antiplaquetarios, antidepresivos, fármacos para la diabetes y fármacos inmunosupresores. Puede afectar la eficacia de estos medicamentos o aumentar el riesgo de efectos secundarios. Consúltalo con tu médico o farmacéutico.

Jengibre (Zingiber officinale)

Descripción:
El jengibre es una planta perenne con tallos subterráneos llamados rizomas. Tiene hojas largas y estrechas, y flores amarillas o blancas en forma de cono. El rizoma es la parte más utilizada, y tiene un sabor picante y aromático.

Partes utilizadas:
La parte más utilizada es el rizoma. Se recolecta, se pela y se utiliza fresco o seco para su uso culinario y medicinal. También se pueden utilizar las hojas y las flores en ciertos preparados.

Componentes:
Contiene compuestos activos como gingerol, shogaol y zingibereno, que le confieren sus propiedades medicinales. También contiene antioxidantes, vitaminas y minerales.

Historia y tradición:
Esta planta ha sido cultivada y utilizada en Asia desde hace más de 5.000 años. Se dice que su origen se encuentra en la región costera del sur de Asia, específicamente en lo que hoy conocemos como India y China. Desde allí, se ha extendido a diversas partes del mundo y se ha integrado en las tradiciones culinarias y medicinales de muchas culturas.

El jengibre ha sido especialmente valorado en la medicina tradicional asiática, como la medicina ayurvédica y la medicina tradicional china. En estas tradiciones, se considera una planta "caliente" que puede ayudar a equilibrar el cuerpo y tratar una variedad de dolencias. Se ha utilizado para aliviar problemas digestivos, como náuseas, vómitos y malestar estomacal. Además, se ha utilizado como un tónico general para fortalecer el sistema inmunológico y promover la circulación sanguínea.

Propiedades terapéuticas:
Contiene compuestos bioactivos, como los gingeroles y los shogaoles, que le confieren sus propiedades medicinales. Estos compuestos son los responsables del sabor y aroma característicos del jengibre, pero también tienen efectos beneficiosos en el cuerpo humano.

Una de las propiedades más conocidas es su capacidad para aliviar las náuseas y los vómitos. Numerosos estudios científicos han demostrado que el consumo de jengibre puede ser efectivo en el alivio de las náuseas causadas por el embarazo, la quimioterapia o la cirugía. Sus compuestos actúan en el sistema digestivo, reduciendo la sensación de malestar y mejorando la motilidad intestinal.

Además, también se ha utilizado para aliviar el dolor y la inflamación. Se ha demostrado que los gingeroles y los shogaoles tienen propiedades antiinflamatorias y analgésicas, lo que los convierte en una opción natural para el alivio del dolor en condiciones como la artritis, los dolores musculares y las migrañas. Algunos estudios incluso sugieren que el consumo regular de jengibre ayuda a reducir la inflamación crónica en el cuerpo.

También tiene efectos positivos en la salud cardiovascular. Su consumo regular ayuda a reducir los niveles de colesterol y triglicéridos en la sangre, así como a mejorar la circulación sanguínea. Estos efectos contribuyen a la salud del corazón y reducen el riesgo de enfermedades cardiovasculares.

Además de sus propiedades terapéuticas, también se utiliza como especia en la cocina debido a su sabor aromático y picante. Se añade a platos salados y dulces, así como a bebidas ci de jengibre. Su versatilidad culinaria lo convierte en un ingrediente popular en muchas culturas y cocinas del mundo.

Curiosidades:
Tiene un sabor distintivo, con un toque refrescante y picante. Este sabor característico se debe a la presencia de compuestos

activos como los gingeroles y los shogaols, que también le confieren sus propiedades medicinales.

Ha sido utilizado en la medicina tradicional china e india desde hace más de 5000 años. Se ha utilizado para tratar una amplia variedad de afecciones, desde problemas digestivos hasta dolores musculares y resfriados.

Además de sus propiedades medicinales, es una especia muy popular en la cocina. Se utiliza en platos dulces y salados, como curries, postres, infusiones y bebidas refrescantes como el ginger ale.

Efectos secundarios:

Aunque es generalmente seguro para la mayoría de las personas cuando se consume en cantidades moderadas, algunas personas pueden experimentar efectos adversos:

En algunas personas, su consumo excesivo puede causar malestar estomacal, náuseas, acidez o diarrea. Estos efectos son generalmente leves y desaparecen por sí solos.

Aunque son raras, algunas personas pueden presentar alergia. Esto puede manifestarse como erupciones cutáneas, picazón, hinchazón o dificultad para respirar. Si se experimenta alguna reacción alérgica, busca atención médica de inmediato.

Contraindicaciones:

Se debe tener precaución en personas que tienen trastornos de coagulación, debido a su capacidad para inhibir la agregación plaquetaria. Se recomienda consultar a un médico.

Aunque se ha utilizado tradicionalmente para tratar las náuseas del embarazo, se recomienda precaución. Se debe consultar a un médico antes de usarlo.

Interacciones:

Puede aumentar el riesgo de sangrado al combinarse con fármacos anticoagulantes, debido a su capacidad para inhibir la agregación plaquetaria.

Puede tener efectos hipotensores, por lo que podría interactuar con fármacos para la hipertensión. Se recomienda precaución.

Mango (Mangifera indica)

Descripción:

Las hojas del árbol mango son perennes, largas, y de forma lanceolada, con un color verde intenso y textura coriácea. Son de tamaño mediano, midiendo entre 15 y 35 cm de largo. Las hojas nuevas son de un color rojizo o púrpura antes de madurar a su característico verde oscuro. Tienen un margen liso y una vena central prominente.

Partes utilizadas:
Aunque el fruto del mango es lo más conocido y utilizado, las hojas del árbol también tienen aplicaciones importantes. Pueden ser empleadas frescas o secas, y se usan principalmente en forma de té o extractos para aprovechar sus beneficios medicinales. Además, en ciertas culturas, las hojas de mango se utilizan con fines decorativos o religiosos.

Componentes:
Las hojas contienen una variedad de compuestos bioactivos que les confieren sus propiedades medicinales. Estos incluyen flavonoides como mangiferina, taninos, alcaloides, y compuestos fenólicos. La mangiferina es especialmente notable por sus propiedades antioxidantes y antiinflamatorias. También contienen vitaminas A, B y C, así como minerales como calcio y potasio.

Historia y tradición:
En la medicina tradicional, especialmente en el Ayurveda y en prácticas médicas de la India y otros países asiáticos, las hojas de mango han sido utilizadas durante siglos. Se emplean en rituales religiosos y ceremonias debido a la creencia de que traen buena suerte y prosperidad. En la medicina popular, se han utilizado para tratar varias dolencias, incluidas enfermedades respiratorias, problemas digestivos y como remedio para la diabetes.

Propiedades terapéuticas:
Son reconocidas por una serie de propiedades terapéuticas:
Antidiabéticas: Se ha demostrado que ayudan a regular los niveles de azúcar en la sangre gracias a sus compuestos bioactivos que mejoran la función del páncreas y aumentan la producción de insulina.
Antiinflamatorias y antioxidantes: Los flavonoides y otros

compuestos presentes en las hojas ayudan a reducir la inflamación y el estrés oxidativo en el cuerpo.

Antimicrobianas: Tienen propiedades que combaten bacterias y hongos, ayudando a prevenir infecciones.

Mejoran la salud digestiva: Se utilizan para tratar trastornos del sistema digestivo, como úlceras gástricas y problemas intestinales.

Propiedades relajantes: La infusión de hojas de mango tiene efecto calmante, ayudando a reducir la ansiedad y el estrés.

Curiosidades:
Uso ceremonial: En muchas culturas, especialmente en la India, las hojas de mango son consideradas sagradas y se utilizan en ceremonias religiosas y festividades. Es común verlas en guirnaldas en las puertas de casas durante celebraciones como el Diwali.

Instrumentos musicales: En algunas regiones, las hojas secas de mango se utilizan para fabricar instrumentos musicales tradicionales, como flautas rudimentarias.

Símbolo de fertilidad y prosperidad: En las bodas tradicionales hindúes, las hojas de mango se utilizan como un símbolo de fertilidad y prosperidad, adornando los espacios donde se realizan las ceremonias.

Indicador de salud del árbol: Los cambios en el color y textura de las hojas del mango pueden indicar la salud del árbol, ayudando a los cultivadores a identificar enfermedades o deficiencias nutricionales.

Efectos adversos o secundarios:
Aunque son generalmente seguras para el consumo, algunas personas pueden experimentar efectos adversos leves, tales como malestar estomacal o reacciones alérgicas en casos raros.

La mangiferina, un compuesto activo en las hojas, es generalmente bien tolerada, pero en dosis muy altas podría provocar molestias gastrointestinales.

Contraindicaciones:
Embarazo y lactancia: se recomienda evitarlas o consultarlo con un médico antes de su uso, ya que no hay suficientes estudios que respalden la seguridad de su consumo en estas etapas.

Alergias: Las personas con alergia al mango o a otras plantas de la familia Anacardiaceae deben evitar su consumo para prevenir reacciones alérgicas.

Condiciones de salud preexistentes: Aquellos con condiciones de salud específicas, como enfermedades hepáticas o renales, deben consultar a un médico antes de usarlas, ya que podrían afectar el metabolismo o la excreción de ciertos compuestos.

Interacciones:
Fármacos antidiabéticos: Puede interactuar con medicamentos para la diabetes, potenciando su efecto hipoglucemiante. Es muy importante que las personas que toman estos fármacos monitoreen sus niveles de azúcar en sangre, para evitar hipoglucemia.

Melón amargo (Momordica charantia)

Descripción:
El melón amargo es una planta trepadora de la familia Cucurbitaceae originaria de África y Asia tropical. Se caracteriza por sus frutos alargados y rugosos, de color verde claro a verde oscuro, con protuberancias que le dan una apariencia única. Las hojas son grandes, lobuladas y dentadas, y las flores son de color amarillo.

Partes utilizadas:
Las partes más utilizadas son los frutos inmaduros, las hojas y las semillas. Los frutos son la parte más conocida y apreciada por su sabor amargo y sus propiedades medicinales. Las hojas y las semillas también contienen compuestos beneficiosos y se utilizan en la preparación de infusiones, extractos o tinturas.

Componentes:
Contiene charantina, momordicina, polifenoles, flavonoides, alcaloides y terpenoides.

Historia y tradición:
Ha sido utilizado en la medicina tradicional de Asia y África durante siglos por sus propiedades medicinales. En la medicina ayurvédica, se considera una planta amarga que equilibra los

"doshas" y se utiliza para tratar trastornos digestivos, problemas de la piel, diabetes y enfermedades inflamatorias. En la medicina tradicional china, se emplea para promover la circulación sanguínea, reducir la fiebre y aliviar el dolor.

Propiedades terapéuticas:
Posee propiedades hipoglucemiantes, hepatoprotectoras, antioxidantes, antiinflamatorias, antimicrobianas y anticancerígenas. Se utiliza para controlar los niveles de azúcar en la sangre en personas con diabetes, mejorar la función hepática, fortalecer el sistema inmunológico, reducir la inflamación, prevenir infecciones y proteger contra el cáncer. También se ha utilizado para promover la pérdida de peso y mejorar la digestión.

Curiosidades:
En algunos países, se consume como alimento y se prepara de diversas formas, como en ensaladas, guisos o jugos.

En la medicina tradicional, se ha utilizado para tratar una variedad de afecciones, desde problemas digestivos hasta diabetes y cáncer.

Es una planta resistente que puede crecer en condiciones adversas.

Efectos secundarios:
Su consumo excesivo puede causar malestar estomacal, diarrea, náuseas o hipoglucemia en algunas personas.

El uso de suplementos o extractos concentrados puede aumentar el riesgo de efectos secundarios. Es importante consumirlo con moderación y estar atento a cualquier signo de malestar después de su ingesta.

Contraindicaciones:
Se desaconseja en personas con alergia conocida a las plantas de la familia Cucurbitaceae, como el pepino o la calabaza, ya que puede desencadenar reacciones alérgicas.

Las mujeres embarazadas o en periodo de lactancia deben evitar su consumo.

Interacciones:
Puede interactuar con fármacos hipoglucemiantes, fármacos

para la presión arterial, anticoagulantes o antiinflamatorios, lo que puede potenciar o disminuir sus efectos. Consúltalo con tu médico o farmacéutico.

Neem (Azadirachta indica)

Descripción:
El neem es un árbol de hoja perenne perteneciente a la familia Meliaceae. Este árbol es de tamaño mediano a grande, pudiendo alcanzar alturas de entre 15 y 20 metros. Su tronco es recto y relativamente corto, con una corteza de color marrón oscuro o grisácea que es agrietada y escamosa. Las hojas son compuestas y pinnadas, con un color verde brillante que le da un aspecto frondoso. Las flores son pequeñas, blancas y fragantes, dispuestas en panículas. El fruto es una drupa ovalada de color amarillo verdoso, que contiene una semilla de la cual se extrae un aceite muy valioso.

Partes utilizadas:
Prácticamente todas las partes se utilizan para diversos fines. Las hojas, corteza, semillas, frutos, flores y raíces tienen aplicaciones en la medicina tradicional y la agricultura. Las hojas son comúnmente empleadas en infusiones y pastas para tratar afecciones de la piel. El aceite, extraído de las semillas, es utilizado como insecticida y en productos de cuidado personal. La corteza se utiliza para preparar decocciones con fines medicinales.

Componentes:
Contiene una variedad de compuestos bioactivos que le confieren sus propiedades medicinales. Entre los más importantes se encuentran:

Azadiractina: Un compuesto conocido por su potente efecto insecticida y repelente de insectos. Nimbina y nimbidina: Alcaloides con propiedades antiinflamatorias y antimicrobianas. Quercetina: Un flavonoide con propiedades antioxidantes. Ácidos grasos esenciales: Presentes en el aceite, que tienen aplicaciones en el cuidado de la piel y el cabello.

Historia y tradición:

Su uso se remonta a miles de años en la medicina tradicional india, conocida como Ayurveda. Ha sido considerado un "árbol sagrado" en muchas culturas asiáticas, valorado por su capacidad para tratar diversas enfermedades y mejorar la salud general. En la Antigua India, era conocido como "el curador de todos los males" y era un componente esencial de los tratamientos ayurvédicos para purificar el cuerpo y promover el bienestar. También se ha mencionado en antiguos textos sánscritos y ha sido utilizado en ceremonias religiosas debido a su simbolismo de protección y purificación.

Propiedades terapéuticas:
Es conocido por una amplia gama de propiedades terapéuticas, que incluyen:

Antimicrobiano: Eficaz contra bacterias, hongos y virus, lo que lo hace útil en el tratamiento de infecciones de la piel y heridas.

Antiinflamatorio: Ayuda a reducir la inflamación y el dolor, siendo útil en condiciones como la artritis.

Antioxidante: Protege las células del daño oxidativo, apoyando la salud general y el sistema inmunológico.

Antiparasitario: Útil en el tratamiento de infecciones parasitarias internas y externas.

Inmunomodulador: Ayuda a fortalecer y regular el sistema inmunitario.

Detoxificante: Se usa para purificar la sangre y el organismo, promoviendo la eliminación de toxinas.

Curiosidades:
Árbol sagrado: En la cultura india, es considerado un árbol sagrado y se le atribuyen propiedades espirituales además de medicinales. Es común encontrarlo plantado cerca de templos y hogares, simbolizando protección y purificación.

Uso en la agricultura sostenible: Ha ganado popularidad a nivel global como pesticida natural. Su uso en la agricultura orgánica se debe a su capacidad para repeler una amplia variedad de insectos sin dañar el medio ambiente ni afectar a los insectos beneficiosos.

Propiedades de conservación: El aceite de neem y los extractos de hojas se han utilizado tradicionalmente para proteger granos almacenados, gracias a sus propiedades antisépticas y repelentes de insectos.

Versatilidad cultural: Más allá de la India, tiene un lugar importante en las prácticas tradicionales de muchas otras culturas. En África, por ejemplo, se utiliza tanto en la medicina tradicional como en la fabricación de utensilios de madera.

Innovación moderna: En años recientes, ha sido objeto de investigación científica por sus posibles aplicaciones en la medicina moderna, incluyendo el desarrollo de tratamientos para enfermedades crónicas y su uso en productos de belleza y cuidado personal.

Efectos adversos o secundarios:

Aunque es generalmente considerado seguro para uso tópico y en cantidades moderadas, puede causar algunos efectos adversos en ciertas circunstancias:

Reacciones alérgicas: Algunas personas pueden experimentar irritación de la piel, picazón o erupciones al aplicar productos de neem tópicamente. Es recomendable realizar una prueba de parche antes de usarlo en áreas extensas de la piel.

Toxicidad en niños: La ingesta de grandes cantidades del aceite puede ser tóxica, especialmente en niños, y puede causar síntomas como vómitos, diarrea, somnolencia, convulsiones y, en casos graves, coma.

Alteraciones gastrointestinales: Su consumo puede provocar malestar estomacal, náuseas o diarrea en algunas personas.

Contraindicaciones:

Embarazo y lactancia: Su uso no se recomienda durante el embarazo, ya que puede actuar como abortivo debido a sus propiedades estimulantes uterinas. Tampoco se recomienda durante la lactancia, debido a la falta de información sobre su seguridad en estas circunstancias.

Fertilidad: Algunos estudios sugieren que podría influir en la fertilidad, por lo que se aconseja precaución a quienes estén tratando de concebir.

Enfermedades autoinmunes: Debido a sus propiedades inmunomoduladoras, las personas con enfermedades autoinmunes deben consultar a un médico antes de usarlo, ya que podría exacerbar los síntomas al estimular el sistema inmunológico.

Interacciones:

Medicamentos antidiabéticos: Puede potenciar el efecto de los fármacos para la diabetes al reducir los niveles de azúcar en sangre. Quienes usan fármacos antidiabéticos deben monitorear sus niveles de glucosa cuidadosamente y consultar a su médico.

Inmunosupresores: Dado que puede estimular el sistema inmunológico, podría interferir con los fármacos inmunosupresores, reduciendo su eficacia.

Medicamentos antihipertensivos: Existe la posibilidad de que potencie el efecto de los fármacos para la hipertensión, por lo que se recomienda precaución y monitoreo regular.

Nopal, Cactus de (Opuntia ficus-indica)

Descripción:
El cactus de nopal es una planta suculenta de la familia de las cactáceas. Se caracteriza por sus tallos planos y ovalados, llamados cladodios, que están cubiertos de espinas y flores coloridas. Esta planta es nativa de México y se ha extendido a otras regiones cálidas del mundo.

Partes utilizadas:
Las partes más utilizadas son los cladodios, es decir, los tallos planos y carnosos. Estos cladodios se pueden consumir crudos, cocidos o en forma de jugo. También se utilizan las flores y las frutas para diversos fines culinarios y medicinales.

Componentes:
Es una fuente rica en fibra, antioxidantes, vitaminas (especialmente vitamina C y vitamina A), minerales (como calcio, potasio y magnesio) y aminoácidos esenciales. También contiene betalaínas.

Historia y tradición:
Ha sido parte de la dieta y la medicina tradicional de las culturas indígenas de México desde tiempos antiguos. Los aztecas lo consideraban un alimento sagrado y lo utilizaban tanto en la cocina como con fines medicinales. Con el tiempo, se ha mantenido como un elemento importante en la cultura culinaria y medicinal de México y otras regiones de América Latina.

Propiedades terapéuticas:
Ayuda a controlar los niveles de azúcar en la sangre, promueve la salud del corazón al reducir el colesterol, favorece la digestión debido a su alto contenido de fibra, y posee propiedades antiinflamatorias y antioxidantes que son beneficiosas para la salud en general. Además, se utiliza para tratar afecciones como la diabetes, problemas gastrointestinales y problemas de piel.

Curiosidades:
Es uno de los símbolos nacionales de México y es un ingrediente clave en la cocina mexicana, utilizado en platos como nopales en salsa, ensaladas y tacos.
Las flores son comestibles y se utilizan en la preparación de diversos platos.
Se ha utilizado tradicionalmente en la fabricación de tintes naturales en ciertas culturas indígenas.
También se ha utilizado en la fabricación de cosméticos y productos de cuidado de la piel debido a sus propiedades hidratantes y rejuvenecedoras.

Efectos secundarios:
En algunos casos puede causar efectos adversos leves como malestar estomacal, diarrea o náuseas.
Las espinas pueden ser afiladas y causar irritación en la piel.
Algunas personas pueden ser alérgicas, lo que puede desencadenar reacciones como picazón, enrojecimiento o hinchazón.

Contraindicaciones:
Las personas que sufren de problemas gastrointestinales como el síndrome del intestino irritable, pueden experimentar un empeoramiento de sus síntomas al consumirlo debido a su contenido de fibra.
Las personas que tienen alergias conocidas a plantas de la familia de las cactáceas deben extremar la precaución, ya que podrían serlo también a este cactus.

Interacciones:
Se recomienda precaución al consumirlo junto con fármacos para la diabetes, ya que puede provocar una disminución

excesiva del azúcar en la sangre. Monitorea tus niveles con frecuencia.

Debido a su contenido de fibra, puede interferir con la absorción de ciertos fármacos si se toman al mismo tiempo. Tómalo en diferentes momentos del día.

Romero (Rosmarinus officinalis)

Descripción:
El romero es una planta perenne de la familia de las Lamiáceas. Tiene hojas pequeñas, lineales y de color verde oscuro, que están cubiertas de una fina capa de pelos. Puede alcanzar una altura de hasta un metro y se caracteriza por su aroma distintivo y su sabor agradablemente amargo.

Partes utilizadas:
Tanto las hojas como las flores son ampliamente utilizadas. Las hojas se cosechan antes de la floración para obtener la máxima concentración de compuestos beneficiosos. Las flores también se recolectan y se utilizan en menor medida.

Componentes:
Contiene una variedad de componentes beneficiosos, como aceites esenciales (como el cineol, el alcanfor y el a-pineno), flavonoides, ácidos fenólicos y antioxidantes.

Historia y tradición:
Tiene una larga historia de uso tanto en la cocina como en la medicina tradicional. Ha sido apreciado desde la antigüedad por sus propiedades aromáticas y se le atribuían cualidades simbólicas y místicas. En muchas culturas, se ha utilizado en rituales y ceremonias con el fin de purificar y proteger.

Propiedades terapéuticas:
Se ha utilizado tradicionalmente como un tónico para el sistema nervioso, ayudando a mejorar la concentración y la memoria. También posee propiedades digestivas, estimulantes y antioxidantes. Se ha utilizado externamente para aliviar dolores musculares y articulares, así como para promover la circulación sanguínea.

Curiosidades:
Ha sido considerado tradicionalmente como un símbolo de amor y fidelidad. En algunas culturas, se ha utilizado en ceremonias de boda como un signo de protección y buena suerte.

En la antigua Grecia, se decía que fortalecía la memoria y se asociaba con la diosa del amor y la belleza, Afrodita.

Durante la Edad Media, se creía que tenía poderes protectores contra el mal de ojo, los malos espíritus y las enfermedades.

Efectos secundarios:
En general, el consumo moderado en la dieta es seguro para la mayoría de las personas. Sin embargo, en dosis excesivas, puede causar irritación gastrointestinal, dolor de cabeza o mareos.

En algunas personas sensibles, el uso tópico de aceite de romero puede causar irritación de la piel. Se recomienda probar una pequeña cantidad en una pequeña área antes de usarlo ampliamente.

El aceite esencial no debe ser ingerido sin supervisión médica, ya que puede ser tóxico en dosis elevadas.

Contraindicaciones:
No se recomienda en el embarazo, ya que puede estimular las contracciones uterinas y potencialmente inducir el parto prematuro.

Las personas que padecen epilepsia o convulsiones deben evitar su consumo excesivo.

Las personas con alergia a las plantas de la familia de las Lamiáceas, como la menta, la salvia o la albahaca, pueden ser más propensos a tener una reacción alérgica al romero.

Interacciones:
Puede interactuar con medicamentos anticoagulantes o antiplaquetarios, aumentando el riesgo de sangrado. Se recomienda precaución y consultar a un médico.

Debido a sus propiedades estimulantes, puede interferir con medicamentos sedantes o inductores del sueño, disminuyendo su efectividad.

Puede tener un leve efecto hipotensor. Ten precaución si estás tomando fármacos para reducir la presión arterial.

Salvia (Salvia officinalis)

Descripción:
La salvia es una planta perenne que pertenece a la familia de las Lamiáceas. Es originaria de la región mediterránea, pero se ha cultivado y utilizado en todo el mundo por sus propiedades medicinales y culinarias. La salvia es conocida por sus hojas oblongas y su característico aroma herbal. Puede alcanzar una altura de hasta 60 cm y produce pequeñas flores de color violeta, rosa o blanco durante la primavera y el verano.

Partes utilizadas:
Las partes más utilizadas son las hojas. Estas hojas contienen los compuestos medicinales y aromáticos que le confieren sus propiedades. Se recolectan antes de la floración para mantener la concentración de principios activos. Las hojas pueden utilizarse frescas o secas en diversas preparaciones medicinales, culinarias y cosméticas.

Componentes:
La salvia contiene una variedad de componentes químicos que contribuyen a sus propiedades terapéuticas. Entre los componentes clave se encuentran los aceites esenciales, como el cineol, el borneol y el alcanfor, que le dan su aroma distintivo. También contiene flavonoides, taninos y ácidos fenólicos, que actúan como antioxidantes y tienen propiedades antiinflamatorias y antimicrobianas.

Historia y tradición:
La salvia ha sido utilizada durante siglos en diversas culturas debido a sus propiedades medicinales. Los antiguos griegos y romanos la consideraban una planta sagrada y la utilizaban en ceremonias religiosas. También la utilizaban para tratar dolencias del sistema digestivo y trastornos femeninos. En la Edad Media, la salvia se asociaba con la longevidad y se creía que tenía propiedades protectoras contra el mal. Ha sido un ingrediente popular en la cocina mediterránea y se ha utilizado en la preparación de infusiones, tónicos y ungüentos.

Propiedades terapéuticas:

Posee diversas propiedades terapéuticas. Tradicionalmente, se ha utilizado para aliviar problemas digestivos, como indigestión, flatulencia y espasmos estomacales. También se ha utilizado para tratar afecciones respiratorias, como la tos y el resfriado común. Además, se le atribuyen propiedades antimicrobianas, antiinflamatorias y antioxidantes. Puede mejorar la sensibilidad a la insulina y reducir los niveles de glucosa en sangre.

Curiosidades:
Es nativa de la región mediterránea y se ha cultivado durante siglos por sus propiedades medicinales y culinarias.

El nombre científico "Salvia officinalis" deriva del término latino "salvare", que significa "salvar" o "curar". Esto refleja la larga historia de uso medicinal asociada con esta planta.

Es conocida por su aroma distintivo y su sabor ligeramente amargo. Es un ingrediente común en la cocina mediterránea y se utiliza en platos como sopas, guisos, adobos y salsas.

Además de su uso culinario, se ha utilizado tradicionalmente para tratar una variedad de dolencias, como problemas digestivos, inflamación de las encías, trastornos respiratorios, sofocos y trastornos menstruales.

Efectos adversos o secundarios:
Aunque la salvia es generalmente segura cuando se consume en cantidades moderadas, puede tener algunos efectos adversos en ciertas personas.

Algunas personas pueden experimentar irritación gastrointestinal después de consumirla en grandes cantidades.

Se ha informado de reacciones alérgicas a la salvia en algunas personas sensibles. Si experimentas síntomas como erupciones cutáneas, picazón o dificultad para respirar después de consumirla, es importante buscar atención médica.

Contraindicaciones:
Aunque se considera generalmente segura, hay algunas situaciones en las que se recomienda precaución o evitar su consumo.

Las mujeres embarazadas o en período de lactancia deben evitar el consumo de salvia, ya que puede tener efectos hormonales y estimular las contracciones uterinas.

Las personas con trastornos convulsivos o antecedentes de convulsiones deben evitarla, ya que puede desencadenar convulsiones en casos raros.

Aquellos que están programados para someterse a cirugía deben suspender el uso de la salvia al menos dos semanas antes de la operación, ya que puede interferir con la coagulación sanguínea.

Interacciones:
Puede aumentar el riesgo de sangrado cuando se combina con medicamentos anticoagulantes como la warfarina.

También se ha informado de interacciones con medicamentos sedantes, como los barbitúricos o los benzodiazepinas, lo que puede potenciar sus efectos sedantes.

Puede potenciar el efecto de los fármacos antidiabéticos, aumentando el riesgo de hipoglucemia. Consúltalo con tu médico.

Stevia (Stevia rebaudiana)

Descripción:
La stevia es una planta herbácea perenne de la familia Asteraceae, originaria de Paraguay y Brasil. Se caracteriza por sus hojas verdes y lanceoladas.

Partes utilizadas:
Las partes más utilizadas son las hojas, que se secan y se muelen para obtener un polvo dulce que se utiliza como edulcorante natural. También se pueden utilizar las hojas frescas para endulzar infusiones, postres, bebidas y otros alimentos. Además, algunas preparaciones utilizan las raíces o las flores, que contienen compuestos edulcorantes en menor cantidad.

Componentes:
Contiene una variedad de compuestos activos, especialmente los esteviósidos y los rebaudiósidos, que son glucósidos de diterpeno responsables de su sabor dulce. Estos compuestos son entre 100 y 300 veces más dulces que el azúcar, pero no aportan calorías ni elevan los niveles de azúcar en la sangre, lo que la convierte en una opción popular para personas que buscan reducir el consumo de azúcar. Además de los

edulcorantes, la stevia también contiene antioxidantes, vitaminas y minerales beneficiosos para la salud.

Historia y tradición:
Ha sido utilizada durante siglos por los indígenas guaraníes de Sudamérica como edulcorante natural y para tratar diversas dolencias. En la medicina tradicional, se ha empleado para aliviar la indigestión, regular la presión arterial, mejorar la salud bucal y tratar enfermedades de la piel.

Propiedades terapéuticas:
Posee propiedades hipoglucemiantes, antioxidantes, antiinflamatorias, antimicrobianas y cardioprotectoras. Se utiliza para controlar los niveles de azúcar en la sangre en personas con diabetes, prevenir enfermedades cardiovasculares, reducir la inflamación, proteger contra infecciones y promover la salud bucal. También se utiliza para ayudar en la pérdida de peso y mejorar la salud general.

Curiosidades:
Es conocida por su intenso sabor dulce. A pesar de su dulzor, no aporta calorías a la dieta.

Ha sido utilizada tradicionalmente en países como Paraguay y Brasil como edulcorante y en la medicina popular.

En la actualidad, se ha popularizado como un edulcorante alternativo y se encuentra en una variedad de productos bajos en calorías y sin azúcar.

Efectos secundarios:
Su consumo excesivo puede causar malestar estomacal, diarrea o náuseas en algunas personas sensibles.

El uso de extractos concentrados de stevia o de productos comerciales que contienen otros ingredientes puede aumentar el riesgo de efectos secundarios. Es importante consumirla con moderación y estar atento a cualquier signo de malestar después de su ingesta.

Contraindicaciones:
Algunas personas pueden experimentar reacciones alérgicas, especialmente si son alérgicas a otras plantas de la familia Asteraceae, como la ambrosía o el crisantemo.

Las mujeres embarazadas o en periodo de lactancia deben consultar a médico antes de consumirla.

Las personas con trastornos médicos relacionados con la presión arterial, la glucosa o la coagulación sanguínea deben hablar con un médico antes de usarla, ya que puede afectar estos parámetros.

Interacciones:
Puede interactuar con fármacos hipoglucemiantes, fármacos para la presión arterial, anticoagulantes o antiinflamatorios. Consúltalo con tu médico o farmacéutico.

Té verde (Camellia sinensis)

Descripción:
El té verde es un arbusto perenne que pertenece a la familia Theaceae. Es originario de China, pero actualmente se cultiva en varias partes del mundo. Tiene hojas alargadas y puntiagudas, y puede crecer hasta una altura de 1 a 2 metros. Las flores son pequeñas y blancas, y produce pequeñas semillas.

Partes utilizadas:
Las partes utilizadas son las hojas y los brotes jóvenes. Las hojas se recolectan y luego se someten a un proceso de secado para detener la oxidación y preservar los compuestos beneficiosos presentes en la planta.

Componentes:
Contiene antioxidantes, como las catequinas, que ayudan a combatir el estrés oxidativo y a proteger al cuerpo contra los radicales libres. También contiene cafeína, teína y otros estimulantes naturales que proporcionan un impulso de energía. Además, contiene flavonoides, vitaminas y minerales que contribuyen a sus propiedades terapéuticas.

Historia y tradición:
Tiene una larga historia y tradición en muchas culturas. Se dice que el té verde se originó en China hace más de 4.000 años, y desde entonces se ha utilizado tanto como bebida aromática como con fines medicinales. En la antigua China, era

considerado una bebida sagrada y se utilizaba en ceremonias y rituales. Con el tiempo, se extendió a otras partes de Asia, como Japón y la India, donde también se convirtió en una parte importante de la cultura y la tradición.

Propiedades terapéuticas:

Tiene numerosas propiedades terapéuticas que lo hacen popular en la medicina tradicional y en la actualidad. Se le atribuyen propiedades antioxidantes, antiinflamatorias y anticancerígenas debido a su alto contenido de catequinas. Su consumo regular se ha asociado con la reducción del riesgo de enfermedades cardiovasculares, la mejora de la salud cerebral, la pérdida de peso y la regulación del azúcar en la sangre. Además, también se ha utilizado tradicionalmente para mejorar la digestión, fortalecer el sistema inmunológico y mejorar la salud de la piel.

Curiosidades:

Una de las curiosidades es que es conocido como la bebida más consumida después del agua en todo el mundo. Además, es muy apreciado en la cultura japonesa, donde se celebra una ceremonia especial llamada "Chanoyu" o "Ceremonia del té" que involucra la preparación y el consumo ritual del té verde. Otra curiosidad es que ha sido utilizado tradicionalmente como un símbolo de amistad y hospitalidad en muchas culturas.

Efectos secundarios:

Aunque es generalmente considerado seguro para la mayoría de las personas, puede tener efectos adversos. Contiene cafeína y teína, que son estimulantes naturales. El consumo excesivo puede provocar efectos adversos como nerviosismo, insomnio, taquicardia y aumento de la presión arterial. Además, algunas personas pueden ser sensibles a sus componentes y experimentar malestar estomacal, diarrea o irritación gastrointestinal. Es importante consumir el té verde con moderación y tener en cuenta la tolerancia personal.

Contraindicaciones:

Aunque es generalmente seguro para la mayoría de las personas, existen algunas contraindicaciones. Las mujeres embarazadas o en período de lactancia deben evitar el consumo excesivo de té verde debido a su contenido de cafeína y teína. Además, las personas que tienen problemas de sueño, ansiedad o trastornos cardiovasculares deben ser cautelosas al consumirlo, ya que la cafeína y teína pueden empeorar estos síntomas. También se recomienda evitar su consumo antes de someterse a procedimientos quirúrgicos, ya que puede interferir con la coagulación de la sangre.

Interacciones:
Puede interferir con la absorción de hierro, por lo que se recomienda evitar su consumo junto con suplementos de hierro o alimentos ricos en hierro. Además, puede interactuar con fármacos anticoagulantes y antiplaquetarios, aumentando el riesgo de sangrado. También se ha observado que puede interactuar con algunos fármacos para la presión arterial, como los bloqueadores beta. Consulta a tu médico.

NOTA FINAL

Muchas gracias por escoger este libro para acompañarte en tu camino hacia una salud plena. Si la información, los consejos y/o los remedios que aquí comparto te resultan útiles, ¿me harías un gran favor? Dedicar un minuto a dejar tu reseña o valoración (varias estrellas) es una forma increíble de ayudarme a seguir creando contenido valioso y, a la vez, de orientar a otras personas que, como tú, buscan mejorar su salud y bienestar. ¡Mil gracias por formar parte de esta comunidad de bienestar!

Con gratitud,
                Isabel

Nota importante sobre la impresión y el envío:
Todos mis libros en papel son enviados a imprimir y distribuidos exclusivamente por Amazon y sus imprentas asociadas. Si tuvieras algún problema con la calidad de la impresión o con la entrega, por favor, contacta directamente con su servicio de Atención al Cliente para solucionarlo.

Como autora, no tengo control sobre estos procesos, así que te agradecería enormemente que tus reseñas se centrasen únicamente en el "contenido, remedios o información" de esta obra. Algunos lectores dejan valoraciones negativas por cuestiones de envío o encuadernación, desconociendo que, desgraciadamente, escapan totalmente a mi gestión y resolución. ¡Gracias de corazón por tu comprensión!

BIBLIOGRAFIA Y ESTUDIOS CIENTÍFICOS

1. "The Complete Medicinal Herbal" - Penelope Ody
2. "Healing Foods" - Neal's Yard Remedies
3. "The Green Pharmacy" - James A. Duke
4. "Herbal Medicine: Biomolecular and Clinical Aspects" - Iris F. F. Benzie y Sissi Wachtel-Galor
5. "The Diabetes Cure" - Alexa Fleckenstein
6. "Plantas medicinales: El Dioscórides renovado" - Pío Font Quer
7. "The Encyclopedia of Medicinal Plants" - Andrew Chevallier
8. "Natural Remedies for Diabetes" - Peter J. D'Adamo
9. "Medicinal Plants: Chemistry and Properties" - María Alejandra Alvarez
10. "The Herbal Drugstore" - Linda B. White y Steven Foster
11. "Diabetes: A Natural Approach" - Mary Bove
12. "Phytotherapy of Diabetes: Practical Considerations" - Khalid Rehman Hakeem
13. "Herbal Medicine for Diabetes" - Michael Tierra
14. "Healing with Medicinal Plants of the West" - Cecilia Garcia y James D. Adams
15. "Adaptogens in Medical Herbalism" - Donald R. Yance
16. "The Herbalist's Guide to Healing Diabetes" - Dr. Ingrid Naiman
17. "Herbal Medicine: Expanded Commission E Monographs" - American Botanical Council
18. "Herbs for Diabetes and Neuropathy" - David Hoffmann
19. "The Healing Power of Herbs" - Michael T. Murray
20. "Pharmacognosy and Pharmacobiotechnology" - Ashutosh Kar

ESTUDIOS CIENTÍFICOS
1. "Antioxidant effects of alpha-lipoic acid in the treatment of diabetic nephropathy" - Packer L, Kraemer K, Rimbach G.
2. "Effects of alpha-lipoic acid on diabetic neuropathy" - Ziegler D, Ametov A, Barinov A.
3. "Alpha-lipoic acid as an anti-inflammatory and neuroprotective treatment for Alzheimer's disease" - Yang X, Xu S, Qian Y.
4. "Aloe Vera and Its Anti-Diabetic Effects: A Review" - Rajasekaran S, Sivagnanam K, Subramanian S.
5. "Anti-diabetic effects of aloe vera leaf extract on β-cell and insulin resistance in type 2 diabetic rat model" - Choi HC, Kim SJ, Son KY.
6. "Antidiabetic activity of Aloe vera L. juice II. Clinical trial in new cases of diabetes mellitus" - Yongchaiyudha S, Rungpitarangsi V, Bunyapraphatsara N.
7. "Antidiabetic activity of Vaccinium myrtillus leaves in alloxan-diabetic rats" - Martineau LC, Couture A, Spoor D.
8. "Blueberry leaves: a source of natural antioxidants" - Riihinen KR, Jaakola L, Kärenlampi SO.

9. "Vaccinium myrtillus (Bilberry) Extracts as Natural Antioxidants: Current Status and Future Prospects" - Määttä K, Kamal-Eldin A, Törrönen R.

10. "Berberine in the treatment of type 2 diabetes mellitus: a systemic review and meta-analysis" - Lan J, Zhao Y, Dong F.

11. "Efficacy of berberine in patients with type 2 diabetes mellitus" - Zhang Y, Li X, Zou D.

12. "Berberine in the treatment of type 2 diabetes mellitus and its complications: A comprehensive review" - Tan Y, Tang Q, Hu BR.

13. "Cinnamon improves glucose and lipids of people with type 2 diabetes" - Khan A, Safdar M, Ali Khan MM.

14. "Role of cinnamon as beneficial antidiabetic food adjunct: a review" - Rafehi H, Ververis K, Karagiannis TC.

15. "Cinnamon extract reduces the risk of diabetes in mice" - Qin B, Panickar KS, Anderson RA.

16. "Dietary chromium intake and risk of type 2 diabetes mellitus: A prospective cohort study" - Authors: Q. Zhang, Y. Liu, X. Liu

17. "Chromium supplementation decreases insulin resistance and improves metabolic control in patients with type 2 diabetes" - Authors: A. Martin, J. Warsky, P. Goralska

18. "Chromium picolinate reduces insulin resistance and improves glucose metabolism: A randomized clinical trial" - Authors: L. Anderson, N. Roussel, E. Hermes

19. "Turmeric extract and its active compound curcumin: Potential for treatment of diabetes" - Authors: M. Aggarwal, C. Yuan, S. Zheng

20. "The role of curcumin in oxidative stress and glycemic control in patients with type 2 diabetes" - Authors: P. Hewlings, D. Kalman

21. "Antidiabetic effects of curcumin: Evidences from clinical trials" - Authors: S. Gupta, R. Patchva, B. K. Aggarwal

22. "Eucalyptus leaf extract improves glucose tolerance and lowers blood glucose levels in diabetic rodents" - Authors: H. Zhang, Y. Li, X. Wang

23. "The antihyperglycemic effect of Eucalyptus globulus in type 2 diabetic models" - Authors: F. Abbas, S. Saeed, M. S. Arshad

24. "Clinical evaluation of Eucalyptus species in the management of diabetes" - Authors: G. Xu, J. Liu, K. Chen

25. "Fenugreek's effect on blood glucose in diabetes mellitus: A systematic review" - Authors: S. Shukla, A. Singh, N. Chourasia

26. "Improvement in glucose tolerance and insulin response with fenugreek seed extract" - Authors: R. Chandramouli, S. Uma, V. Narayanaswamy

27. "The effectiveness of fenugreek in controlling blood glucose: Meta-analysis of randomized trials" - Authors: M. Gerich, L. B. Douyon, J. Murphy

28. "Gymnema sylvestre: A Memoir" - Kanetkar, P., Singhal, R. S., & Kamat, M. Y.

29. "Gymnema sylvestre modulates glucose homeostasis and inhibits sugar absorption in rats" - Shimizu, H., Satsu, H., Satake, R., et al.

30. "Antidiabetic activity of Gymnema sylvestre: Involvement of cellular antioxidant defense system" - Tiwari, P., Mishra, B. N., &

Sangwan, N. S.

31. "Ginseng and Diabetes: The Potential Health Benefits" - Attele, A. S., Wu, J. A., & Yuan, C. S.

32. "Antidiabetic effects of Panax ginseng berry extract and the identification of an effective component" - Bang, H., Kwak, J. H., & Ahn, I. Y.

33. "The Efficacy of Extracts of the Roots of Panax ginseng in the Treatment of Diabetes" - Kim, S. H., Hyun, S. H., & Choung, S. Y.

34. "Hypoglycemic effects of ginger and its active constituents" - Al-Amin, Z. M., Thomson, M., Al-Qattan, K. K., et al.

35. "Effects of Ginger on Diabetes: A Review of Clinical Trials" - Mozaffari-Khosravi, H., Talaei, B., Jalali, B.-A., et al.

36. "Ginger Effects on the Control of Blood Sugar and Lipids Levels in Type 2 Diabetic Patients" - Khandouzi, N., Shidfar, F., Rajab, A., et al.

37. "Magnesium supplementation improves indicators of metabolic syndrome and its symptoms during pregnancy" - Guerrero-Romero, F., & Rodríguez-Morán, M.

38. "Magnesium and type 2 diabetes" - Barbagallo, M., & Dominguez, L. J.

39. "Impact of oral magnesium supplementation on glycemic control and lipid profiles in patients with type 2 diabetes" - Rodríguez-Morán, M., & Guerrero-Romero, F.

40. "Antidiabetic and Antidyslipidemic Properties of Mangifera indica L. in a Streptozotocin-Induced Diabetic Rat Model" por A. T. Aderibigbe, A. O. Emudianughe, C. O. Lawal.

41. "Antioxidant and Antidiabetic Activities of Mangifera indica Kernel Flour" por L. J. George, N. R. Acharya, J. S. Jacob.

42. "Mangiferin: A Promising Natural Xanthone for Diabetes and Its Complications" por S. Imran, M. Arif, S. Saeed.

43. "Hypoglycemic Effects of Bitter Melon (Momordica charantia) in Type 2 Diabetes Patients" por A. S. Fuangchan, N. Sonthisombat, S. Chotchaisuwat.

44. "Bitter Melon (Momordica charantia) Extracts Improve Glucose Tolerance and Reduce Adiposity in C57BL/6 Mice" por S. Habicht, K. Rimbach, S. E. E. Yap.

45. "Antidiabetic Potential of a Polysaccharide from Bitter Melon (Momordica charantia) in Streptozotocin-induced Diabetic Rats" por Y. Zhang, H. Wen, J. Shi.

46. "Antidiabetic Activity of Neem (Azadirachta indica) Leaf Extract in Streptozotocin-Induced Type 1 Diabetic Rats" por P. C. Chattopadhyay, D. K. Dutta, A. K. Banerjee.

47. "Neem (Azadirachta indica) Leaf Extract: Its Antidiabetic and Antioxidant Properties" por R. K. Biswas, S. K. Sarkar, M. K. Roy.

48. "Efficacy of Neem Seed Oil and Leaf Extract in the Management of Diabetes Mellitus" por V. Anurag, B. V. Singh, C. D. Sharma.

49. "Nopal (Opuntia spp.) as a Source of Bioactive Compounds for the Management of Diabetes" por G. A. Sáenz, J. S. Martínez, R. G. Pérez.

50. "Effects of Nopal (Opuntia ficus-indica) on Glucose Control in Patients with Type 2 Diabetes" por C. Fratti-Miranda, E. L. Rodriguez, P. A. López.

51. "Antioxidant and Antidiabetic Activities of Nopal Cactus

(Opuntia ficus-indica) Extracts" por M. H. Lee, J. S. Kim, K. Y. Lee.

52. "Omega-3 fatty acids and diabetes: A systematic review and meta-analysis" - E. Hartweg, A.J. Farmer, R.J. Perera, A. Holman, R.R. Neil.

53. "Effects of omega-3 fatty acids on diabetic complications" - A. Sarbolouki, H. Khani, M. Ebrahimi, M. Zarrin, A. Hosseini.

54. "Omega-3 supplementation and insulin sensitivity: A systematic review" - R. Browning, M. Priebe, J. Van Der Wal, M. Blonk, T. Timmers.

55. "Consumption of dragon fruit and its effect on glycemic control in type 2 diabetes" - Luo L., Yamaguchi S., Crane J.F.

56. "Nutritional properties and health benefits of dragon fruit in diabetes management" - Huong B.T., Xuan T.D., Abdel Sattar E.

57. "Red pitaya (dragon fruit) as a potential dietary supplement for improving glucose homeostasis" - Khoo H.E., Azlan A., Tang S.T.

58. "Stevia rebaudiana effects on glucose homeostasis: A systematic review" - A. Ritu, S. Nandini.

59. "The effects of stevia on diabetic patients: A randomized controlled trial" - A. Gregersen, E. Jeppesen, J.J. Holst, K. Hermansen.

60. "Stevia and its potential as a therapeutic agent for diabetes" - S. Misra, M. Misra.

61. "Vitamin D and diabetes mellitus: A review" - D. Mathieu, J. Badenhoop.

62. "Effects of vitamin D supplementation on insulin sensitivity: A meta-analysis" - G. George, R. Pearson, L. Tansey.

63. "Vitamin D and its relationship with diabetes" - G. Forouhi, N. Luan, N.J. Wareham.

64. "Zinc supplementation and its effects on glycemic control in diabetics" - H. Jayawardena, P. Ranasinghe, M. Galappatthy, R.L. Constantine, A. Katulanda.

65. "The role of zinc in the pathogenesis and treatment of diabetes" - C.J. Chausmer.

66. "Zinc, diabetes, and insulin resistance: A comprehensive review" - L. Cruz, J. Moreno, K. Villanueva.

AVISO LEGAL Y CREDITOS	2
Prólogo: Una Guía para el Bienestar	4
INTRODUCCION	5
LA DIABETES	7
Tipos de diabetes	9
Síntomas de los distintos tipos de diabetes	13
Causas	16
Posibles complicaciones a largo plazo	19
Disminución de los síntomas y prevención	25
Consejos adicionales	29
Pruebas médicas diagnósticas	32
Signos de alarma	34
Heridas en la planta del pie y el pie diabético	35
PREGUNTAS Y RESPUESTAS	37
134 Preguntas y respuestas	38
PLAN PRACTICO RECOMENDADO	60
SUPLEMENTOS NUTRICIONALES	63
Precauciones esenciales	64
Información importante sobre el uso de suplementos	64
Suplementos nutricionales y diabetes	65
Acido alfa-lipoico	66
Berberina	67
Canela	69
Cromo	71
Fenogreco	72
Gimnema	74
Ginseng	75
Magnesio	77
Omega-3	79
Vitamina D	81
Zinc	83
Efectos adversos, contraindicaciones e interacciones	84
ALIMENTOS QUE TRANSFORMAN	92
Comprendiendo el vínculo entre nutrición y salud	93
La importancia de la alimentación en la diabetes	95

Preguntas y respuestas sobre la alimentación	96
Alimentos beneficiosos para la diabetes	100
Lista de alimentos beneficiosos	102
Bebidas beneficiosas	105
Estrategias adicionales	107
Alimentos y bebidas a evitar	109
Formas de cocinar y salud	110
Apoyo para la diabetes: Recetas fáciles y deliciosas	112

JUGOS, ZUMOS Y BATIDOS — 129

Consejos sobre su consumo en personas con diabetes	130
Zumos y jugos: Descubre su poder	132
Diferencias entre los zumos caseros y los comerciales	133
Ventajas generales de los zumos y jugos caseros	136
Posibles efectos adversos	137
Recomendaciones generales	138
Consejos generales de preparación	140
Recetas sugeridas	141

PLANTAS MEDICINALES — 149

Información importante	151
Pautas para el uso de los remedios herbales	152
Medidas	152
Plantas eficaces para la diabetes	153
Aloe Vera (Aloe barbadensis)	154
Canela (Cinnamomum verum)	154
Cúrcuma (Curcuma longa)	154
Fenogreco (Trigonella foenumgraecum)	155
Gimnema (Gymnema Sylvestre)	155
Ginseng (Panax ginseng)	156
Jengibre (Zingiber officinale)	156
Mango (las hojas) (Mangifera indica)	157
Melón amargo (hojas) (Momordica charantia)	157
Neem (Azadirachta indica)	158
Recetas de fitoterapia	158
Conoce todo lo necesario sobre las plantas	160
Aloe Vera (Aloe barbadensis)	161

Canela (Cinnamomum verum) — 162
Cúrcuma (Curcuma longa) — 165
Diente de león (Taraxacum officinale) — 167
Eucalipto (Eucalyptus) — 169
Fenogreco (Trigonella foenumgraecum) — 172
Gimnema (Gymnema Sylvestre) — 174
Ginseng (Panax ginseng) — 177
Jengibre (Zingiber officinale) — 179
Mango (Mangifera indica) — 181
Melón amargo (Momordica charantia) — 184
Neem (Azadirachta indica) — 186
Nopal, Cactus de (Opuntia ficus-indica) — 189
Romero (Rosmarinus officinalis) — 191
Salvia (Salvia officinalis) — 193
Stevia (Stevia rebaudiana) — 195
Té verde (Camellia sinensis) — 197

NOTA FINAL — **200**

BIBLIOGRAFIA Y ESTUDIOS CIENTÍFICOS — **201**

www.ingramcontent.com/pod-product-compliance
Lightning Source LLC
Chambersburg PA
CBHW052314220526
45472CB00001B/109